智圓行方

燕京医学名家处方手迹藏臻

陈子杰　王维广／主编

藏

北京科学技术出版社

图书在版编目（CIP）数据

智圆行方：燕京医学名家处方手迹藏臻 / 陈子杰，

王维广主编. -- 北京：北京科学技术出版社, 2024.

ISBN 978-7-5714-4379-5

Ⅰ. R289.5

中国国家版本馆CIP数据核字第20245388LT号

责任编辑：孙　硕　吴　丹

责任校对：贾　荣

责任印制：李　茗

出 版 人：曾庆宇

出版发行：北京科学技术出版社

社　　　址：北京西直门南大街16号

邮政编码：100035

电　　　话：0086-10-66135495（总编室）　　0086-10-66113227（发行部）

网　　　址：www.bkydw.cn

印　　　刷：北京博海升彩色印刷有限公司

开　　　本：787 mm × 1 092 mm　1/12

字　　　数：430千字

印　　　张：25.3

版　　　次：2025年7月第1版

印　　　次：2025年7月第1次印刷

ISBN 978 - 7 -5714-4379-5

定　　　价：398.00元

故纸寻踪

钱超麈题

编 委 会

主 编

陈子杰　王维广

副主编

樊经洋　禄　颖　于子洋

编　委（按姓氏笔画排序）

于　红　　白俊杰　　刘　莹　　刘丹彤　　杜心怡　　杜林珊

李良之　　李鑫浩　　吴宇峰　　佟常青　　余颖乔　　宋珊珊

聂怡佳　　傅玉洁　　靳瑞埼　　谭　静　　魏金韵

序

　　医籍虽众，不出二义，以《内经》《难经》《伤寒》《本草》《脉诀》为圭臬，可洞悉治病之源，以方书、汤歌、医案、医话、笔记为门墙，有启灵心、知活变之用，二者并传，后先媲美，遗泽无涯。中医处方为医家治病之陈迹，属医案之范畴，多散佚民间，常为人所忽略。然每一帧皆自出心裁，少斧凿之痕。倘若细心遍读，能悟《灵》《素》之奥蕴，抉《金匮》之精微，萃众家之所长；更能体知文字背后蕴含的"医贵变通，不可泥法"之超妙。

　　予友子杰兄，究心岐黄家言，执教于北京中医药大学，曾获"第三届北京市高等学校青年教学名师"等殊荣。其在教学和临床之余，醉心于近现代医家处方的收藏、整理与研究，日积月聚，所获甚丰，以巨万计。且不为畛域所囿，医家遍及北京、上海、吴中、孟河、盱江、新安、岭南、钱塘、川蜀等地，达数千之众。举其要者，如曹颖甫、丁甘仁、萧龙友、施今墨、孔伯华、汪逢春、王仲奇、秦伯未、章次公、程门雪、陈存仁、赵绍琴、朱良春等，皆为医林巨擘。此类处方，察外切内，言约旨丰，析理明澈，书写工稳，文献价值与欣赏价值兼具，足堪珍视。而子杰兄能将数百名医精品萃聚一堂，灿然毕具，蔚为大观，殊非易事。古语云：蓄不久则著不盛，积不深则发不茂。这其中之艰辛与付出，绝非常人所能体悟。

　　昔贤余景和氏有言："先哲存方案与后人读者本难，要读书、识症、立法、定方，四事俱备，再合人事、天时、虚实，通融更改，遂能有至妥至当之方。后人读方案者，当知所立之方，宗何书，兼何症，用何法，辨其药之性，细咀其味，自然醇疵立辨，融会贯通，用之不尽，自为古人知己。"因此研读中医处方，首先当结合临床细心推究，撮其精义，为提升临床疗效或教学而服务。以是子杰兄利用业余时间，沉潜玩索者有年，而诸如医家籍贯及生平之考证、异体字之识辨、书风之比对、案语之校读、药名之甄别、剂量之厘正、临证思路之阐释等，皆悉心梳理，分丝析缕，不以罅漏而略过。另外，子杰兄还因"材"施教，将中医处方融入课堂，并做了诸多有益的尝试和探索，如举办处方讲座、开展以中医处方为主题之沙龙活动和视频交流等，验之于证治，发之以精言，启后学之迷津，亦为中医处方的"古为今用"开辟了新颖广阔的路径。

客岁岁首，子杰兄告知其正在整理医家处方，筹备编纂《智圆行方——燕京医学名家处方手迹藏臻》。初闻此讯，企慕殊深，感慨亦多；窃惟此乃医林幸事，必将嘉惠同道，造福世人于无穷，今历时年半，杀青在即，将付剞劂，嘱予为序，予惶愧不敢应。然窃思与子杰兄交已十余载，多蒙抬爱，却之实属不恭。爰不揣谫陋，谨述其崖略如上，愿此书早付梨枣，以裨世用，庶无负于子杰兄之苦心也！

甲辰仲夏愚弟王剑辉谨序于龙城寓所

前　　言

　　中医药学包含着中华民族几千年的健康养生理念及其实践经验，是中华文明的一个瑰宝，凝聚着中国人民和中华民族的博大智慧。国家中医药局、中央宣传部、教育部、商务部、文化和旅游部、国家卫生健康委、国家广电总局和国家文物局联合制定印发的《"十四五"中医药文化弘扬工程实施方案》提出："深入挖掘中医药文化的精神内涵和时代价值，充分发挥其作为中华文明宝库'钥匙'的独特作用，加大中医药文化保护传承和传播推广力度，推动中医药文化贯穿国民教育，融入群众生产生活，为中医药振兴发展厚植文化土壤，为健康中国建设注入源源不断的文化动力，为铸就社会主义文化新辉煌贡献力量。"党和国家对中医药文化的高度重任，让我觉得身为一名中医药教育工作者，更应该担负起宣传推广中医药文化的重担。让我更加庆幸的事情是在十余年前我在《内经》教学之余，开始了中医近现代处方的收集整理。在对中医近现代处方痴迷的这段时间，我收获颇丰。我负责的"故纸寻踪——北京地区近现代中医方笺探赜"项目得到了国家社会科学基金后期资助项目支持；"笺影寻迹——北京地区医家遗墨文化的微电影剧本创作"项目得到了北京市中医药管理局北京中医药文化资源转化项目的重点支持。同时我也把相关的处方运用到我的教学当中，负责的"基于中医近现代处方资料开展经典教学的创新研究——以《内经》课程为例"中标全国中医药高等教育"十四五"规划 2023 年度教育科研课题项目。这些项目得到国家资助，一方面说明党和国家对中医药文化资源的开发及利用给予了大力支持；另一方面也激励具有专业背景

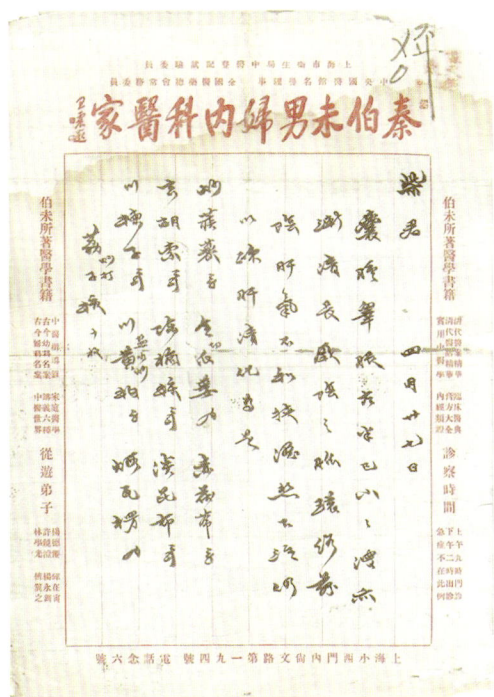

的中医药工作者更好地开展相关中医药文化工作，做好中医药文化宣传。

李白曾有诗云："兴在趣方逸，欢余情未终。"经过十余年的努力，我将我的专业与爱好进行了融合，以专业提升爱好水平，以爱好增进专业动力，二者结合使我感受到了中医药文化的巨大魅力。作为一名中医药工作者，我一直提倡"入门"一说，学科前辈任应秋教授曾云："不管学习任何科学，最重要的是要找到正确的门路，正如子贡所说：'夫子之墙数仞，不得其门而入，不见宗庙之美、百官之富。'"对于处方收藏，我也是经历了十余年的锻炼，才有了"入门"的一些想法。为什么我们要重视对处方的研究呢？我觉得可以以1页秦伯未处方（左笺）为例子来进行说明。秦伯未（1901—1970），现代中医学家，原名之济，号谦斋，出身医学世家，自幼酷爱文学和医学，毕生致力于中医教育和临床实践，其处方也是中医方笺优秀藏品的代表之一。

首先，中医方笺是中医传统文化的代表。"写得一手好字"是过去中医的优良传统，秦伯未先生初出茅庐之际，就以一手赵之谦体好字赢得众多患者的好感与信任。处方是中医药之美的重要载体。

其次，中医方笺是中医众多临证经验的载体。真实有效是中医方笺的必备属性。秦伯未先生非常重视处方书写中君、臣、佐、使药的主次安排。观看处方用药，分清药物主次，品味名家经验，也是提高自身临床水平的重要途径。

最后，中医方笺是中医实践教育教学的素材。处方中蕴含着丰富的学术经验。秦伯未先生强调对中医术语的理解和使用，要求十分严格。《名老中医之路》记载秦伯未先生认为：肝气有余，郁滞或横逆，多为气分之病，偏于实，则应用疏肝法，方如柴胡疏肝散；肝气不足，郁结不欢，常影响血分，偏于虚，则应用舒肝法，方如逍遥散，兼有理血之品。现在很多人对"疏肝"和"舒肝"不进行区分，而本处方中对于肝气不和夹湿，治以"疏肝"，而不是"舒肝"。

　　由此可见，对于处方的收藏不能仅仅一藏了之，而是要真正挖掘方笺在中医药文化推广中的重要价值，让更多的人来认识、解读中医方笺。由于这些年社会飞速发展，我们很多人已经对过去的中医及其处方有所淡忘，作为一名中医药工作者，我觉得自己有责任将这一部分内容拾起来，于是有了出版这部《智圆行方——燕京医学名家处方手迹藏臻》的想法。

　　从历史上看，北京曾是晚清时期的京畿重地、北洋政府时期的国都，现在是中华人民共和国的首都，其中医发展变迁极具代表性，从晚清时期的御医与官医到民国时期的世医与业医，再到中华人民共和国成立后相关院校和机构的中医，都在我国中医药发展史中具有极其重要的地位，颇具研究价值。据不完全统计，仅在民国时期，北京执业中医就有1 200名左右，且还有"京城四大名医"这样的名家。可惜的是，虽然北京业医人数不少，但其方笺大多已散佚，勉强留下的几页故纸，成为我们今天研究北京中医药传统文化的重要素材，亟需抢救性的整理和保护。

　　在这里我再说明下处方可以留存下来的一些原因。

　　一是过去方笺上多印有"复诊须带原方""原方携回"等字样，而我也曾集中收到过大批名医后人家中流散出来的当时名医的方笺，方笺上药房抓药印鉴、计价标识悉备，于是我推测在患者带着"原方"复诊时，医家偶有在原方上进行药物加减的情况，更多的则可能是开具新方，回收"原方"，作为自身病案积累的素材。我所收韩凤九方笺系列、薛惟一方笺系列、刘慕云方笺系列、曹霈霖方笺系列等就属于此类。

二是担心患者复诊不带原方，或者病愈不复诊，于是有的医生会自己记录、抄方，留底存考，有的医生，侍诊的门人弟子众多，会有弟子记录留底，因此就会有以存根留底形式保存下来的原始病案记录，有的是在专门制作的方笺存根上记录的，有的是在空白笺纸上记录的。这些记录无药房印鉴、计价标识等，也可算作留存的方笺。我所收瞿文楼方笺系列、傅雍言方笺系列、张聿青方笺系列、顾伯龙方笺系列等就属此类。

三是散在留存的方笺，有的是患者看病服药之后，或为珍藏，或为报销等专门留下来的，如我所收关幼波方笺、魏龙骧方笺等；有的是从学弟子或者门人专门留存下来做纪念的，如御医传人赵绍琴先生所藏瞿文楼方笺、张绍重先生所藏萧龙友方笺等。鉴于过去中医从业人员多，门诊患者量也大，方笺即使散佚严重，也有一定数量留存下来，这些方笺往往更有历史意义。

四是有些人和有些机构很早就专门收藏处方。如江浙沪地区文化底蕴深厚，处方收藏多有延续，浙江中医药大学的林乾良教授集笺一甲子，收藏方笺过万张，号万方楼，出版过《中国古今名医处方真迹集珍》；北京御生堂中医药博物馆是中医药类博物馆中收藏处方的佼佼者，《中医医方真赏》就是馆长白建疆据该博物馆的藏品编著的。

由于北京还从未有类似的著作，我们在展示处方的同时，认真辨识处方内容，但总有难以辨认之处，虽查阅大量资料，咨询有关专家，但出于种种原因，仍存在部分学术推定，难免有错讹之处，希望大家多提宝贵意见，以期将来修订完善。

陈子杰

2024 年 5 月 17 日于北京中医药大学

编写说明

　　本书以在北京学习、生活、工作过的近现代名老中医及其临床实际所写处方为主要收录对象，尽可能展现燕京医学的深厚底蕴及学术特色。本书是北京中医药文化研究的重要成果之一，为了更好地让广大读者了解本书，特列编写说明如下。

　　一、收录医家

　　本书收录医家时，一方面以《京城国医谱》所载医家及其附录四"北京市中医人名录（1911—1949年）"为参考，另一方面着重收录近现代以来由全国各地进京的名老中医。由于资料散佚过快，故对此收录标准外的部分医家也酌情收录，以期保留资料，供后人研究。

　　二、医家分类

　　根据北京医家的特点，将医家分为以下六类。

　　（1）御医与官医。收录了北京清代太医院培养的御医及学员，以及负责城区普通市民救治的官医，同时还收录了一些北洋政府时期具有官方背景的医家。

　　（2）名医与传人。收录了民国时期就大名鼎鼎的京城四大名医萧龙友、汪逢春、施今墨、孔伯华，并附他们培养的后裔、弟子。

　　（3）世医与子弟。收录了北京具有重要特色且家学渊源的中医，并附其门人子弟。

　　（4）良医与济世。收录了北京抱着"不为良相，便为良医"的想法，通过自学、拜师、求学等方法成为中医的一部分医家。

（5）医寓与坐堂。收录了除以上几类医家外，在北京自开医寓或者去药店坐堂的中医。

（6）进京与出京。收录了由于各类原因进京或者出京交流的医家，尤其是为燕京地区中医的发展做出了重大贡献的众多进京的医家。

三、方笺来源及收录方式

以本书主编陈子杰教授多年收藏的方笺为主，个别方笺已在正文以脚注形式标明了出处。对所有方笺进行扫描，尽可能保留其原貌。所录医家处方以1页为主，但对于同一医家形制不同、年代不同、学术有特色的处方则酌情收录数页，以更好地保留医家学术原貌。

四、医家排序

各类医家以生年先后为序，生年相同者则以卒年先后为序；对于生卒年不可考者，则按处方所拟年代大致排序。部分医家后面附有与之相关的医家。

五、编写体例

每位医家下均有"医家介绍"和"方笺内容"2个板块。"医家介绍"板块简要介绍了医家生平经历，并附所存相关著作，方便读者结合方笺扩展阅读。"方笺内容"板块则是为了更好地让读者阅读方笺内容。除了影印原方笺，我们还对方笺主要内容进行了转录，需要说明的是我们对患者的个人信息进行了简化，只提及姓氏、年龄、就诊时间等（部分方笺中的就诊时间遵现代习惯，移至患者信息之后、主诉之前），对于辨证用药则进行了全文转录。由于医家书法洒脱，剂量的书写方式也变化多端，有些字迹辨认难度较大，虽经多方识别，但难免有错讹之处，还请读者明鉴并及时反馈给我们以进行修订。需要说明的是，过去医家处方中存在用小字书写的加工炮制方法、药材品种及药材作用等，现均以"（　）"标于药物之后；偶遇语句不通者，则略加修改；另有医家所写药名为异名或存在别字，会让读者难以理解，或者有需要特殊说明之处，我们以脚注的形式进行简要提示或说明，以帮助读者理解。对难以辨认者，则以"□"代之。

　　本书是第一部对北京近现代处方进行展示和识别的著作，为更好地传承北京中医药名家经验及相关文化提供了资料。由于学识有限，本书可能存在编排或内容上的不足，恳请读者提出宝贵意见，以便将来修订完善。

目　　录

壹

御医与官医

贰

名医与传人

叁

世医与子弟

肆

良医与济世

伍

医寓与坐堂

㈥

进京与出京

(附) **民国时期京城四大名医方笺遗墨赏析**

壹

御医与官医

　　由于北京系晚清时期的京畿重地及北洋政府时期的国都，御医与官医也都有着浓厚的官方背景，故御医与官医在北京医学发展中发挥着极其重要的作用。

　　御医是北京中医药发展中最具特色的存在，本章涉及的医家方笺主要摘自清宫妃嫔用药簿册的处方和太医院所培养的御医及学员在民国时期、中华人民共和国成立后所写的处方，体现了清宫医案的特色及清代太医院在医学教育培养、医疗卫生方面的重要贡献。

　　御医的存在使得北京的官医极其容易被忽视，清代末期北京先后设立内城官医院和外城官医院。1906 年 8 月，内城官医院开诊，由巡警部奏请设立，地址在钱粮胡同；1908 年 6 月，外城官医院开诊，由民政部奏请设立，地址在梁家园。内、外城官医院的最大特点即医院属于官办性质，其医生均为官医。有关方笺资料显示，北京各区还有负责相应片区而相对独立的官医存在，这些独立的官医也都被纳入到当时各类半官方的中西医学会中，故其方笺也成为本章收录的对象。

　　最后，鉴于北京在历史上的重要地位，本章也收录了一些在北洋政府时期有着重要官方政治背景的医家及其方笺。

顾元灏

医家介绍

清光绪年间太医院御医，生卒年不详。

清光绪二十七年，太医院租用东安门北池子大街的"大悲观音院"作为公所，顾元灏对此曾作诗云："何事人间满目痍，当年曾作殿中医。方欣院署依然在，争奈题名是大悲。"

方笺内容

正月十八日顾元灏请得：

婉贵妃脉息沉弦，肝木略平，胃经湿饮仍然未化，气分久欠调畅，以致头眩而痛，咳嗽恶心，胸腹作疼，恶寒体倦，今用调气化湿汤一贴[1]调理。

香附（炙）三钱，覆花[2]二钱，苏梗、子二钱[3]，枳壳二钱，橘红二钱，茯苓（研）三钱，半夏（炙）二钱，竹茹二钱，前胡二钱，桔梗三钱，川芎一钱，白芷二钱。引用蔓荆子二钱。

十九日照原方减前胡，加藁本二钱、荷梗二尺。

---

① 贴：应为"帖"。下同。

② 覆花：应为"旋覆花"。下同。

③ 苏梗、子二钱：应为"苏梗、苏子各二钱"。

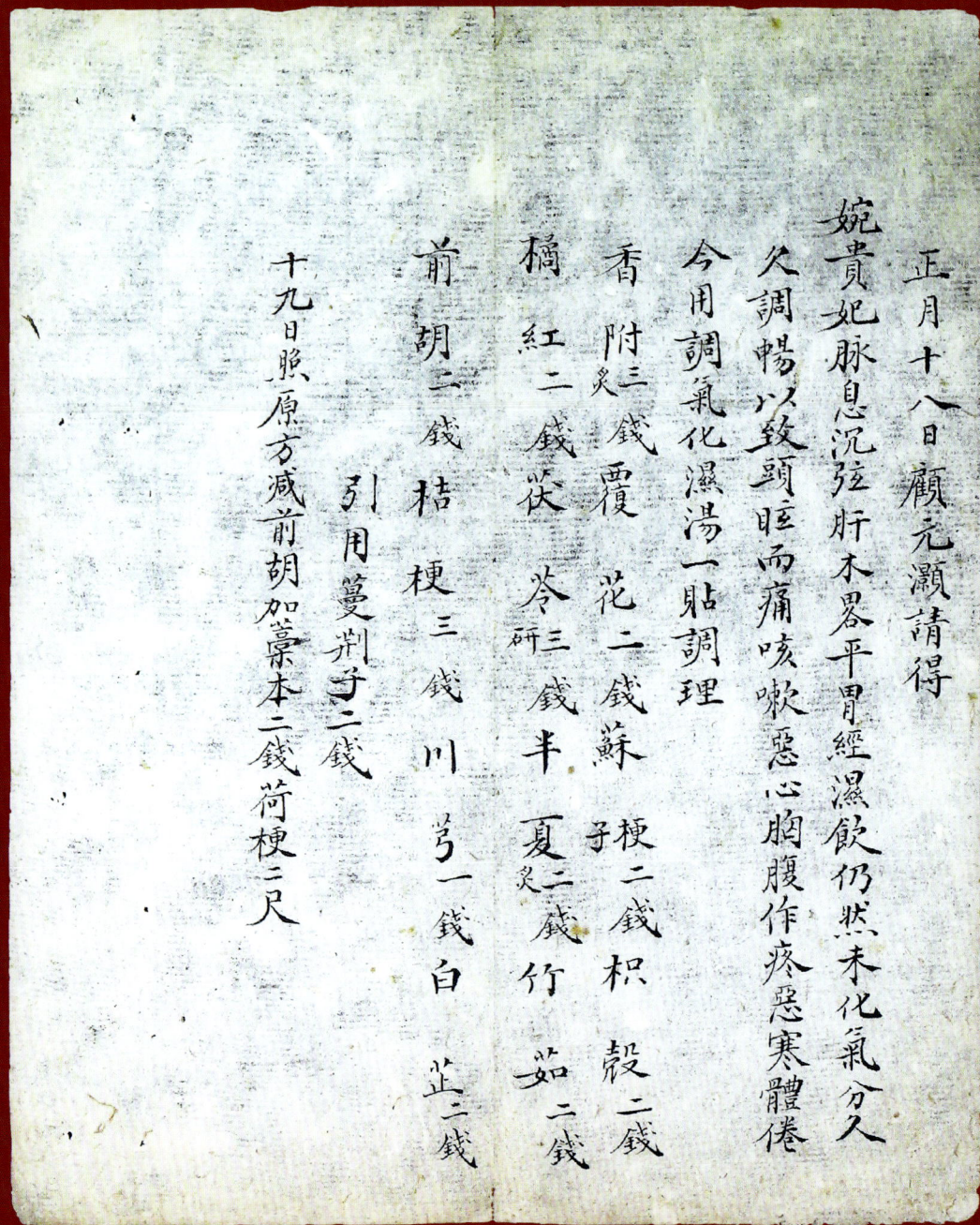

王祯福

医家介绍

　　清光绪至宣统年间太医院御医，生卒年不详。

方笺内容

　　八月十三日王祯福看得：

　　寿西宫女子素安脉息弦滑，诸证皆减，惟肝郁湿饮不消，以致心悸头眩发乱，不思饮食，今用调肝化饮汤一贴调治。

　　菊花三钱，陈皮三钱，香附三钱，槟榔二钱，天麻一钱，当归三钱，薄荷一钱，杏仁（研）二钱。引用益元散三钱。

郑敏书　尹锡龄

医家介绍

郑敏书　清光绪至宣统年间太医院御医，曾任太医院左院判，生卒年不详。

尹锡龄　清光绪年间太医院御医，生卒年不详。

方笺内容

正月二十日郑敏书、尹锡龄请得：

祺贵妃脉息弦滑，肝阴素虚，肝郁湿滞微解。惟气血尚未充盈，兼因荣分热郁气道，以致肝脾仍不作和，则见咳嗽胁胀、懔怖心悸、肢倦懒食、烦不安眠。今议用散郁调肝汤慎气郁调理。

归尾二钱，炒栀二钱，生地三钱，柴胡（醋制）三钱，丹皮（酒炒）三钱，郁金（研）二钱，通草二钱，薄荷一钱，川贝（研）三钱，白芍（炒）二钱，酒芩二钱，蔻仁（研冲）五分。引用泽泻二钱、冬青子二钱。

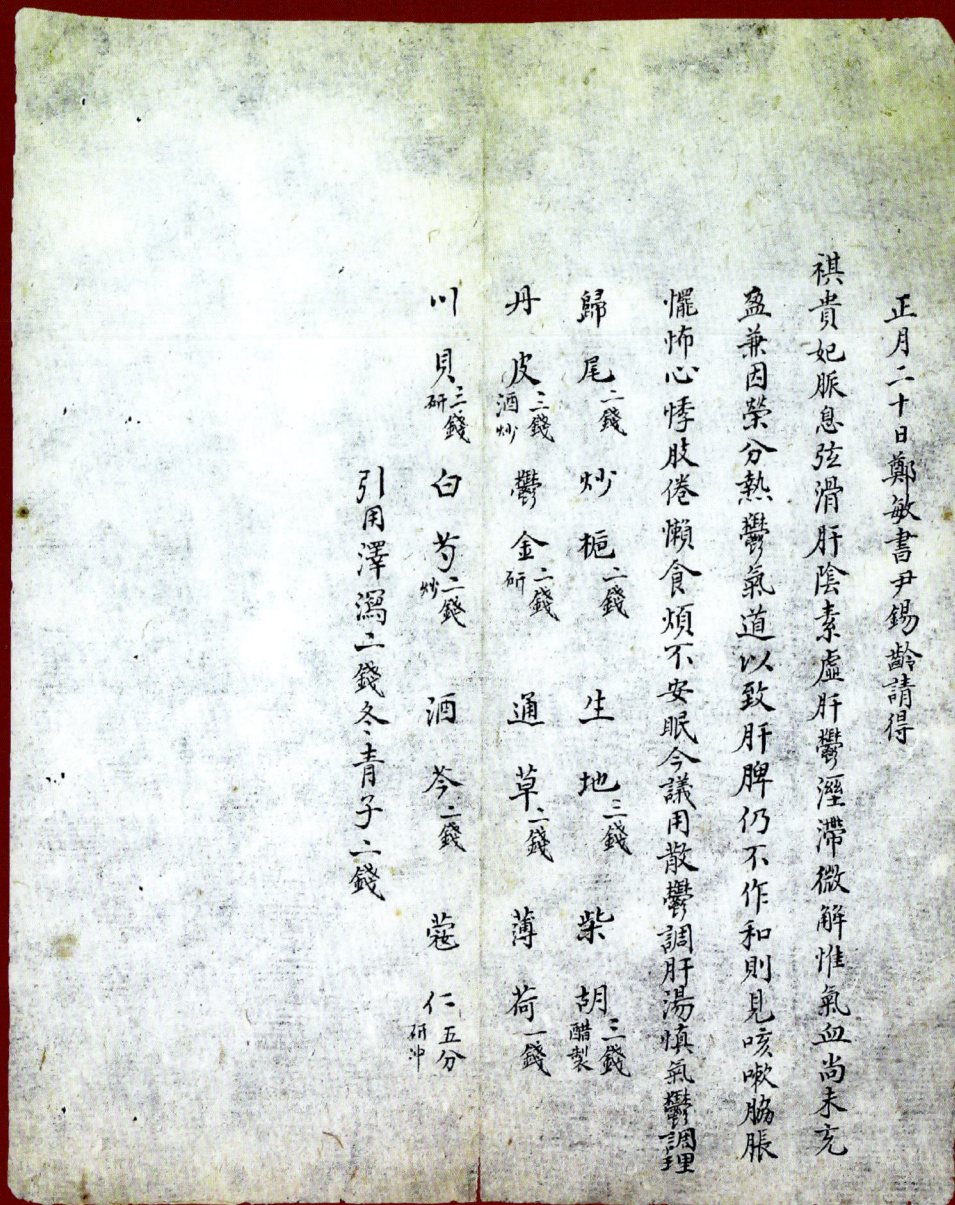

智圆行方　燕京医学名家处方手迹藏臻

教习兼医员罗氏

清宣统年间太医院教习[①]兼医员。

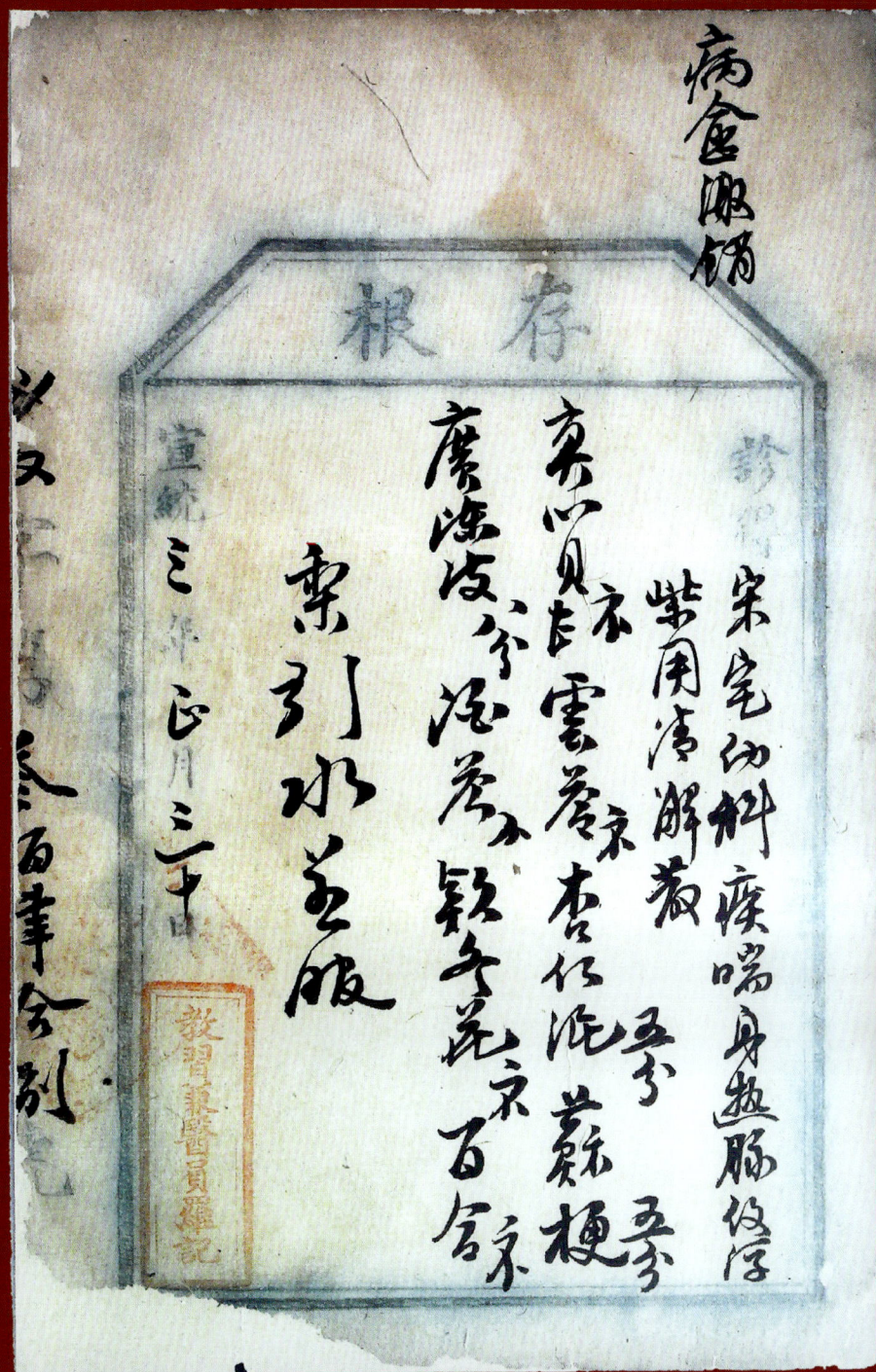

宋宅幼科，就诊于宣统三年正月三十日。

痰喘身热，脉纹浮紫，用清解散。

真川贝（去心）二钱，云苓二钱，杏仁泥五分，苏梗五分，广陈皮八分，酒苓一钱，款冬花二钱，百合二钱。

梨引，水煎服。

---

① 教习：为提高医学教育水平，培养医学人才，太医院专设下属机构教习厅，掌教授、培养医官事宜，凡进院业医者及各医官子弟，均送教习厅肆业课读，并在御医、吏目、医士中拣选品学兼优者充任教习。

杨铸园

杨铸园（1853—1919），名熙龄，字铸园，北京内城官医院人员。

代表论著有《著园医话》《著园药物学》等。

方笺内容

清余热，滋津液，可照服三四剂。便再结，仍酌加川军、元明粉二味，否则不必。

银花三钱，连翘三钱，生草二钱，浙贝二钱，黄芩三钱，甘菊三钱，栝蒌①四钱，知母三钱。

此方服身热全退为止。

① 栝蒌：应为"瓜蒌"。下同。

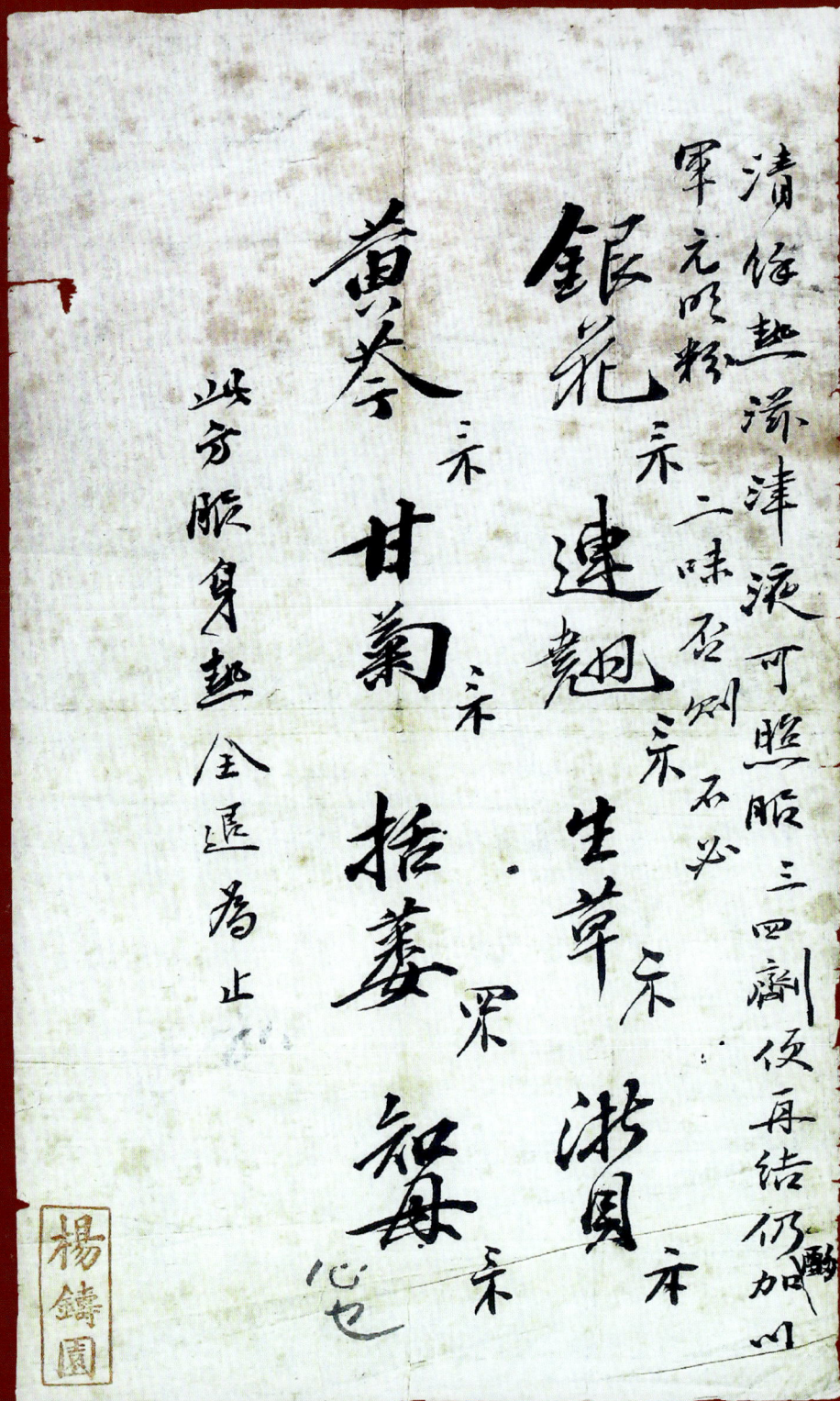

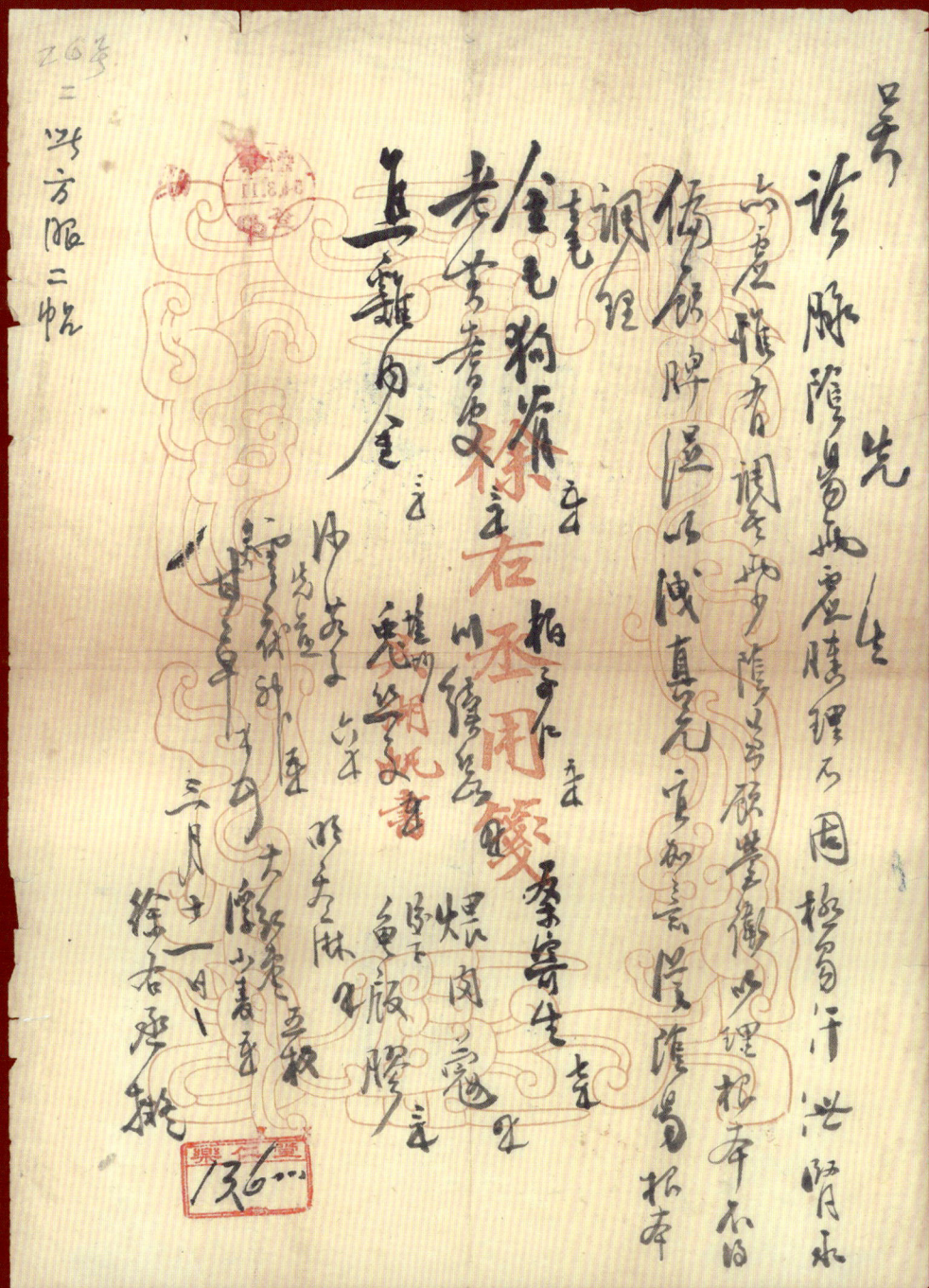

徐右丞

徐右丞（1864—1956），名树弼，字右丞，湖南长沙人。生于中医世家，幼承家学，刻苦研究岐黄，精通医术。早年曾追随孙中山先生、黄兴先生奔走革命，并被聘为大元帅府医药顾问。中华人民共和国成立后，成为北京中医学会（现北京中医药学会）的创始人之一。

方笺内容

（一）方笺一

吴某，男，就诊于三月十一日。

诊脉阴阳两虚，腠理不固，极易汗泄，肾水亦虚，惟有调治两少阴，当顾营卫以理根本，不得偏顾脾湿以泻真元。宜如前从阴阳根本调理。

金毛狗脊（去毛）五钱，柏子仁五钱，桑寄生七钱，老黄耆①皮三钱，川续断四钱，煨肉蔻四钱，焦鸡内金三钱，菟丝子（盐炒）五钱，龟板胶（后下）三钱，沙苑子（先煎）六钱，明天麻四钱，云茯神五钱，大红枣五枚，炙甘草一钱半，浮小麦五钱。

此方服二帖。

---

① 黄耆：应为"黄芪"。下同。

（二）方笺二

吴某，男，22 岁，就诊于 1954 年 4 月 22 日。

根本心肾两虚，不耐劳倦，手足无力，精神不强，宜从根本调理以期巩固。

金狗脊（去毛）五钱，菟丝子（盐炒）五钱，甘枸杞五钱，沙苑子六钱，熟地黄六钱，焦鸡金[①]三钱，当归身五钱，怀牛膝四钱，厚朴花一钱，桑寄生八钱，何首乌六钱，桂元[②]肉（自加）八枚，荔枝（自加）八枚，云茯神（先煎）五钱，莲子（捣去壳）十二粒。

① 鸡金：应为"鸡内金"。下同。
② 桂元：应为"桂圆"。下同。

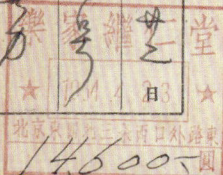

智圆行方 燕京医学名家 处方手迹藏臻

徐柄承用笺

（三）方笺三

某患者，就诊于十一月六日。

劳倦感凉兼有肝气不舒。

前胡八分，广藿香（连梗）一钱，新会皮四钱，杭芍（酒炒）三钱，煮半夏三钱，白蔻壳二钱，狗脊（去毛）四钱，苦杏仁三钱，川贝母（自有）三钱，象贝母三钱，苦桔梗二钱，白芥子三钱。

附 于道济

医家介绍

于道济（1895—1976），辽宁沈阳人。1927年，在沈阳同善堂医院学习，1931年，到北平开业行医，拜师于徐右丞。1949年，担任华北国医学院教务长。1950年，任北京中医进修学校教育主任。1954年，任卫生部中医研究院（于1971年更名为中国中医研究院，于2005年更名为中国中医科学院。下同）中医门诊部业务主任、编辑审查室主任。1956年，到北京中医学院（于1993年更名为北京中医药大学。下同）任教务长兼附属医院院长。

著有《伤寒论讲义》《中医诊断学》《中医进修组织管理选辑》《我对于癥、瘕、痃、癖、疝、瘀血、血蛊等症的认识》等。

方笺内容

郑某，女，15岁，就诊于1965年12月10日。

疏肝健脾为主（调整月经）。

全当归三钱，炒白芍二钱，生、熟地各二钱，制香附二钱，潞党参三钱，焦白术二钱，炒只壳①一钱，炒鸡金二钱，姜厚朴一钱，陈皮一钱，砂仁壳一钱，生甘草一钱，泽泻片二钱。

水煎服，三付。

---

① 只壳：应为"枳壳"。下同。

北京中醫學院附屬醫院
門診處方箋

任锡庚

任锡庚（1873—1927），字修如，17 岁进入太医院，后成为清光绪、宣统年间御医。

著有《太医院志》《难经笔记》《医宗简要》。

方笺内容

某患者，就诊于五月三十一日。

元参三钱，寸冬三钱，丹皮二钱，白芍二钱，当归二钱，生地三钱，知母二钱，枳壳二钱，吉梗[①]一钱半，麦芽二钱，红花一钱半，薄荷一钱，生草一钱。

水煎服。

———————
① 吉梗：应为"桔梗"。

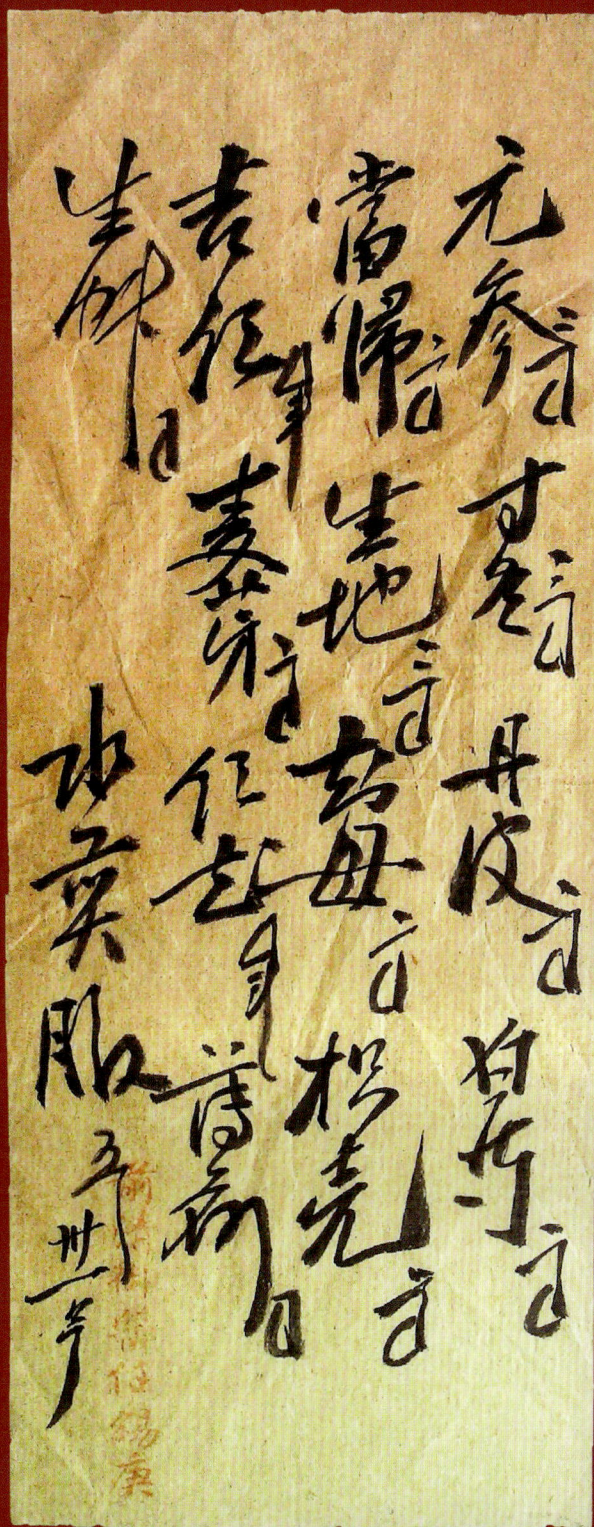

韩一斋

医家介绍

韩一斋（1874—1953），名善长，晚号梦新。少年时考入太医院医学馆学习，并拜太医院院判李子余为师，后供职于太医院，任恩粮。辛亥革命后，于府右街石板房胡同寓所悬壶济世。

方笺内容

某患者，就诊于一月三十日。

右尺无力，命门火衰，故汛事短少，带下频频，助吾生力，汛事自荣。

炒川椒（汗出，去闭目）一钱，云茯苓三钱，全当归二钱半，川桂枝二钱，核桃肉一钱半，淡吴萸二钱，破故纸①二钱，子木通一钱，紫贝齿三钱，姜一片。

---

① 破故纸：应为"补骨脂"。

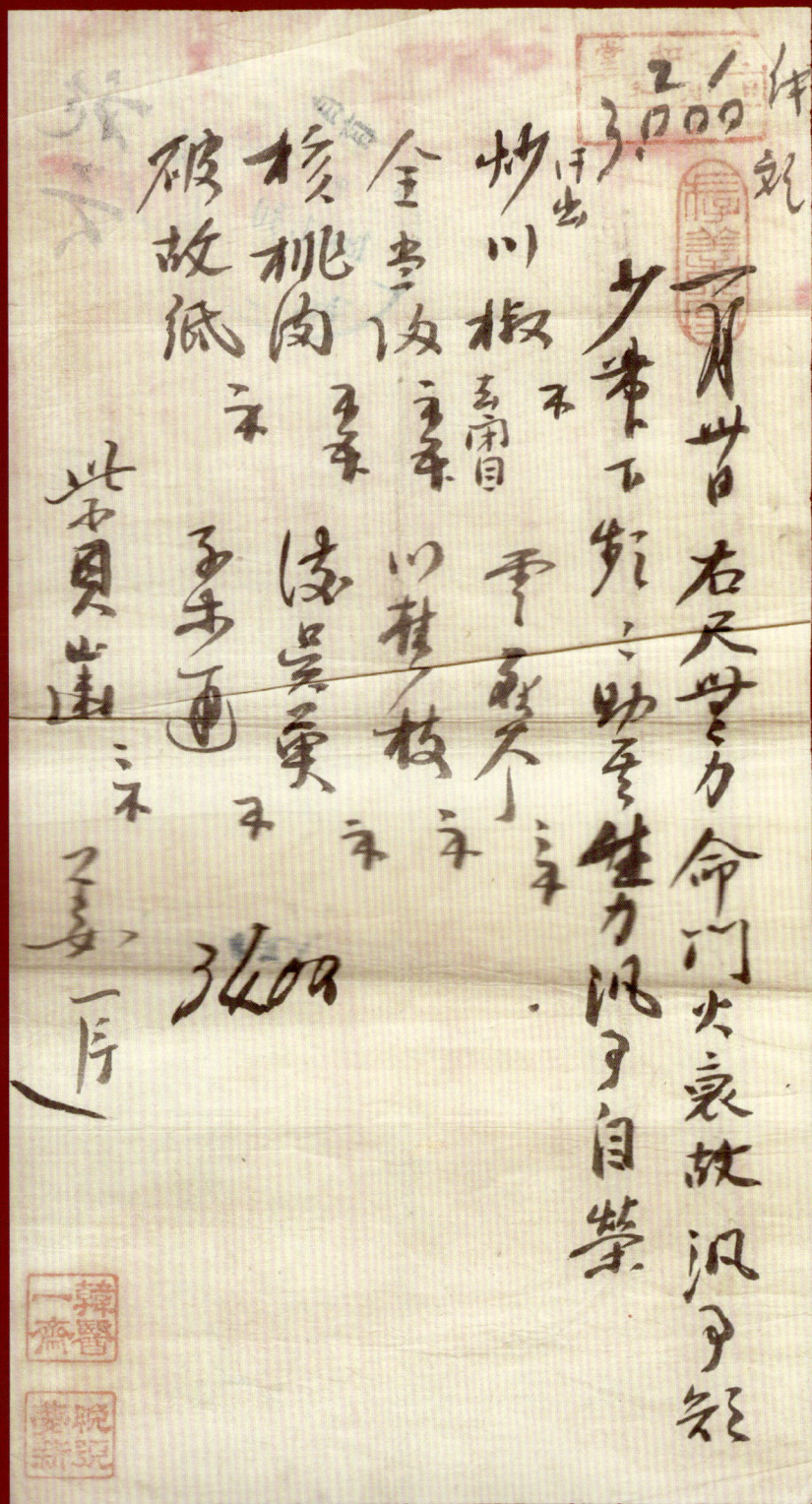

附一　郝霈龄

医家介绍

　　郝霈龄（1906—1976），1924年，拜北京名医王子江为师。1930年，考取医师资格，开始在北平行医。后与赵绍琴、刘奉五等同窗在清太医院御医韩一斋门下深造。中华人民共和国成立后，曾当选北京市政协委员、全国政协委员、北京中医学会秘书长等。

　　著有《中医临床经验选》《中医论文选编》。他的部分临床经验收载于《名老中医经验全编》。

方笺内容

（一）方笺一

　　董某，女，58岁，就诊于1953年6月22日。

　　素即肝阳浊邪上蒸，近五日胃肠滞胀，气分不舒结满，腹胀隐痛泄泻，宜以清化分利治之。

　　焦鸡金三钱，车前子（布包）四钱，萸炒连[1]二钱，川姜朴三钱，炒砂仁（后下）二钱，炒菜菔三钱，木猪苓三钱，滑石块四钱，炒枳壳二钱，大腹皮二钱，焦榔[2]五钱，草叩[3]（后下）二钱。

　　每剂药水煎二次，分二次服，须在饭前或饭后三小时服用。

---

① 萸炒连：即"吴茱萸炒黄连"。

② 焦榔：应为"焦槟榔"。下同。

③ 草叩：应为"草豆蔻"。

附一 陈西源

医家介绍

陈西源（1912—1988），河北南宫人。1938年，师从清太医院御医吴廷耀（焕臣）。1944年，又拜清太医院御医袁鹤侪为师。1954年，在北京中医进修学校毕业后，随袁鹤侪先生在北京医院工作，协助袁鹤侪先生为党和国家领导人诊病。

方笺内容

门某，男，38岁，就诊于1958年2月25日。

消化不良、腹胀已轻，小便黄浊，苔腻，脉滑。照前方加减之。

生鸡内金三钱，香稻芽三钱，陈皮二钱，厚朴二钱，薏仁米三钱，建泽泻三钱，壳砂一钱半，甘草一钱半，焦神曲三钱，莱菔英二钱，苍术一钱半，香橼一钱半。

煎分二次服，四付。

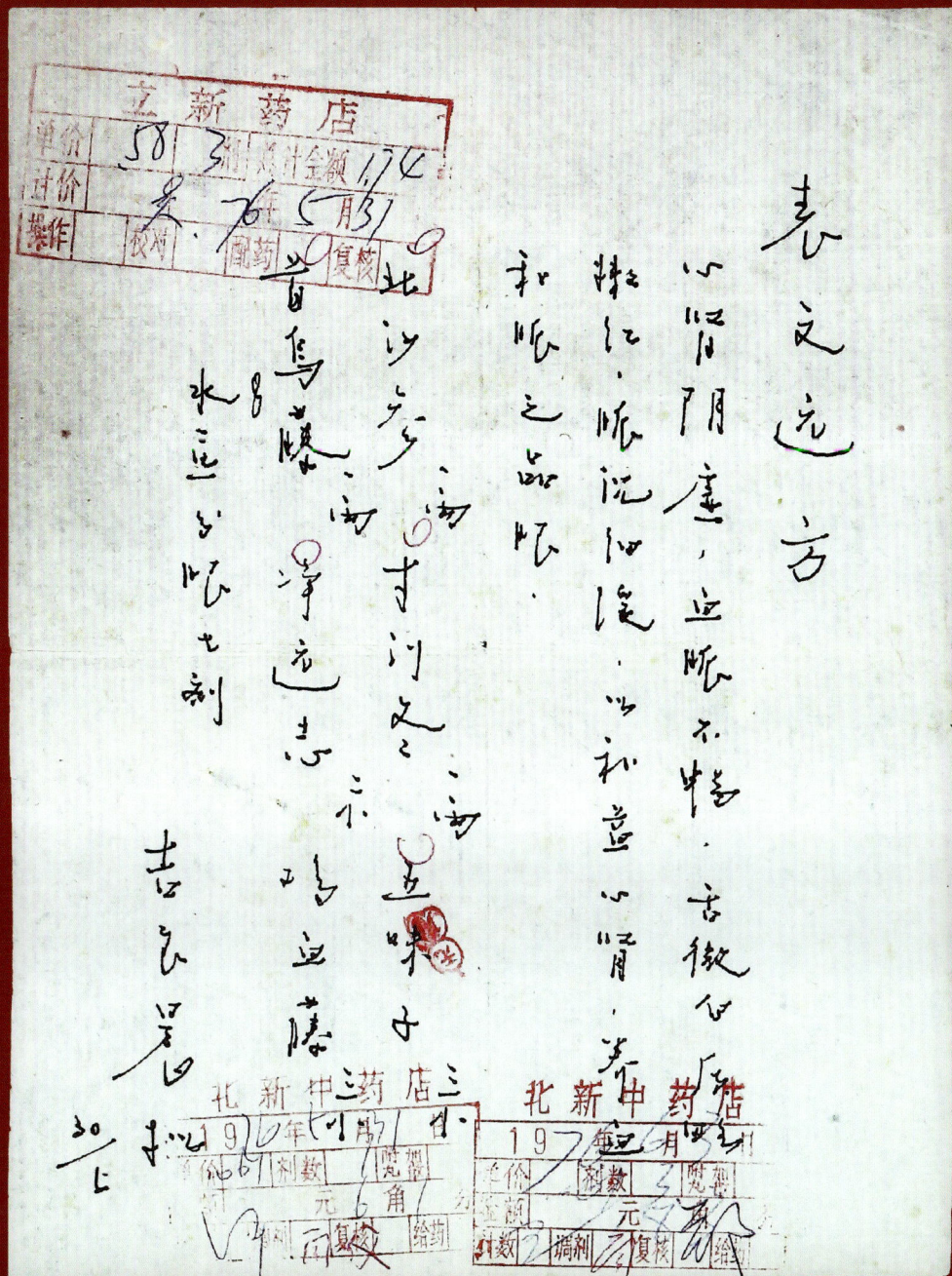

附二　吉良晨

医家介绍

　　吉良晨（1928—2010），启蒙于其祖父乌里布额尔吉氏程吉顺（子玉）；后随其师袁鹤俦、陈慎吾、韩琴轩、宗维新拜读《黄帝内经》《伤寒论》等经典著作。曾先后任职于北京市中医研究所、首都医科大学附属北京中医医院。

　　著有《临证治验录》《临证治验录（增订版）》《中国气功萃义》《中国气功探秘》等书。他的部分临床经验收载于《名老中医经验全编》。

方笺内容

　　袁某，就诊于 1976 年 5 月 31 日。

　　心肾阴虚，血脉不畅，舌微红，质略嫩红，脉沉细缓。以补益心肾、养血和脉之品服。

　　北沙参一两，寸门冬一两，五味子三钱，首乌藤一两，净远志二钱，鸡血藤三钱。

　　水煎分服，七剂。

御医与官医　　19

高子芬

高子芬，生卒年不详，清末任官医，住在"大仪门口西陈宅后院"，负责"南门五局各区"，曾参加晚清内科医药研究会，后在天津行医。

方笺内容

王某，就诊于光绪二十四年四月二十七日。

肝家血虚，火旺气滞，血不养筋，痰火凝结，左胁腰胯腿疼，头目眩晕矣。拟方和血疏肝豁痰，加减独活寄生汤之法，服前药见功效。

全当归（酒炒）六钱，醋青皮二钱，姜夏[1]四钱，寄生（酒炒）五钱，川芎劳一钱，香附炭五钱，芥子三钱，秦艽二钱，杭白芍二钱，丝瓜络三钱，独活一钱，牛膝（酒炒）三钱，宣木瓜（酒炒）四钱，杜仲（酒炒）四钱，竹沥（合药汁冲服）五枚，菟丝子五钱。

---

[1] 姜夏：应为"姜半夏"。下同。

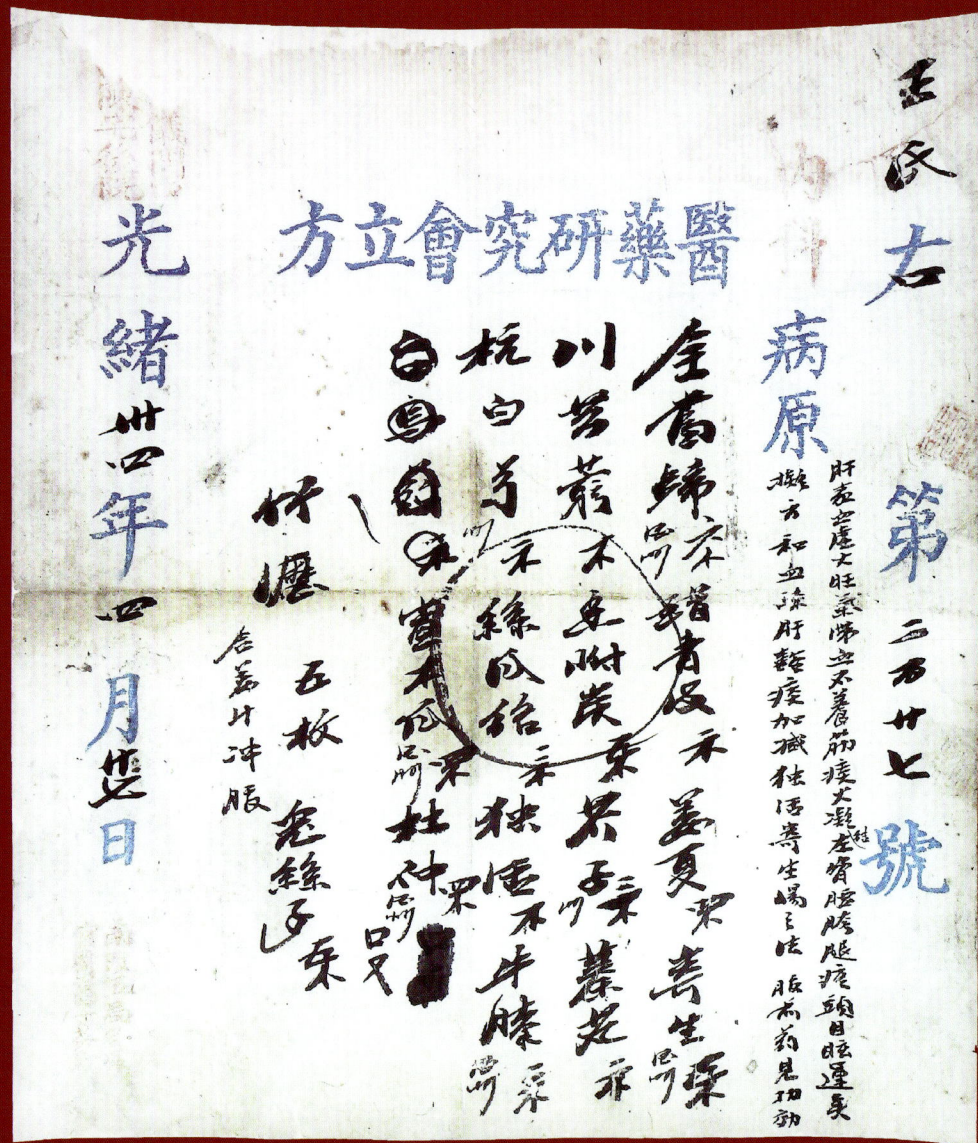

附 高少芬

医家介绍

高少芬，系高子芬之子。

方笺内容

某患者，就诊于中华民国二十三年十一月十七日。

症见胸前满闷气滞，沉食在内也。拟方清解开郁、养胃、宽胸化痰主治之，加减承气汤主治之。

金银花三钱，川厚朴二钱，广陈皮二钱，姜半夏一钱，青连壳①三钱，酒川军（酒炒）三钱，广木香（打）五分，炙香附二钱，甜桔梗二钱，小青皮一钱，鸡内金（炒打）三钱，广玉金②（打）二钱，硭硝③（冲服）五分，野党一钱，甘草二钱，炒只实④三钱。

① 青连壳：应为"青连翘"。
② 玉金：应为"郁金"。下同。
③ 硭硝：应为"芒硝"。
④ 只实：应为"枳实"。下同。

王翰卿

　　王翰卿，生卒年不详，清太医院御医，曾在西城宝禅寺街道德堂出诊，后道德堂迁至西四北南魏儿胡同路北12号。

方笺内容

（一）方笺一

　　某患者，就诊于十月十八日。

　　症势略减，惟脾虚肾弱，肺逆欠畅，故手足浮肿。治宜理脾肾、畅肺气、消浮肿、利湿健胃之法。

　　建泽泄[①] 三钱，腹皮、子[②] 各一钱半，女贞实二钱，鲜石斛三钱，猪苓二钱，车前子（包煎）三钱，赤茯苓三钱，焦曲三钱，炒薏苡三钱。引加炒谷芽三钱。

---

① 泽泄：应为"泽泻"。下同。
② 腹皮、子：应为"大腹皮、大腹子"。

（二）方笺二

某患者，就诊于十月三日。

肝胃气郁，湿热内蕴，故脘胀恶心，便赤头晕，症势甚重。治以调胃宽胸、清利湿热之法。

焦槟榔三钱，绵茵陈三钱，青竹茹三钱，淡豆豉二钱，熟军（咀）三钱，炒建曲三钱，小枳实三钱，姜川朴一钱，小青皮三钱。引加焦谷芽三钱。

王 泽

王泽（1880—1957），字恩普，河北安新人。少年时在家乡拜师学医。1902年，天津、保定时疫流行，王泽行医，施以针药，控制疫情。辛亥革命后他在北京行医，曾任总统府医官。1918年，鼠疫流行，他任山西大同、丰镇（今内蒙古丰镇）等地治疫专员，后于内务部卫生司任职。王泽还曾任北京国医公会会长、中央国医馆理事等职。

方笺内容

（一）方笺一

袁某。

岷当归三钱，杭白芍二钱，制香附三钱，广木香一钱半，紫油朴一钱半，炒枳实二钱，姜半夏二钱，蓬莪术二钱，槟榔片一钱半，肉桂心一钱，台乌药一钱半，炙甘草一钱，生锦军三钱（各包轻煎）。

水煎，温服。

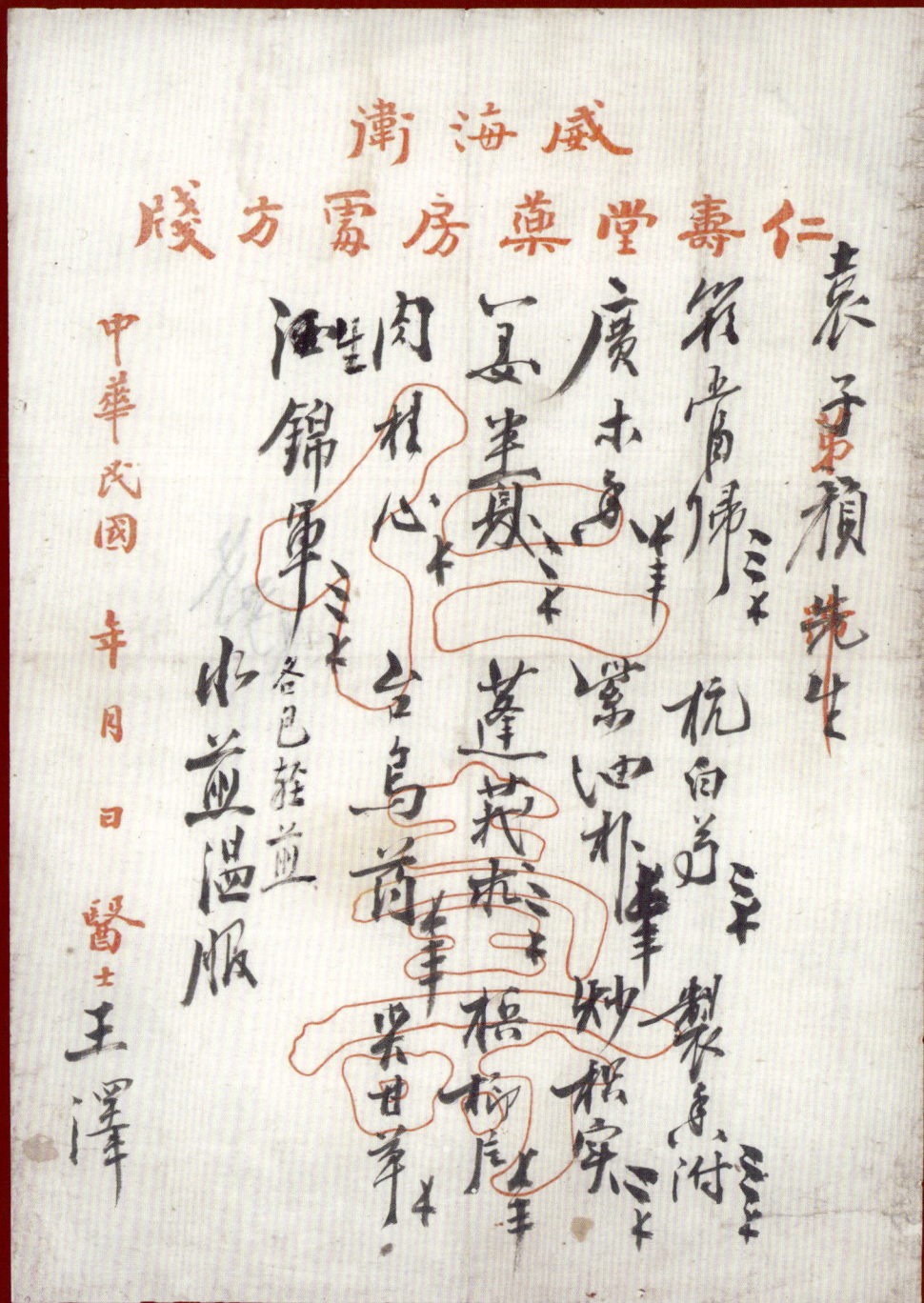

（二）方笺二

袁某令媳丸药方：

岷当归五钱，杭白芍三钱，小川芎三钱，大生地三钱，制香附五钱，酒元胡四钱，京三棱三钱，蓬莪术三钱，醋吴芋①三钱，酒枳壳三钱，干生姜三钱，小茴香三钱，小青皮三钱，粉丹皮三钱。

右为细末，蜜丸，每服三钱，开水送。

---

① 醋吴芋：应为"醋吴茱萸"。

佟阔泉

佟阔泉（1890—1962），字成海，北京人。出身于御医家庭，其父佟文斌为清太医院统吏。18 岁时，佟阔泉考入清太医院医学馆习医，后为太医院医士。1912 年，溥仪出宫后，佟阔泉任溥仪等人的随从医生。后回京悬壶。中华人民共和国成立后，佟阔泉曾任北京积水潭医院中医科主任、北京中医学会顾问。

后人整理出版的著作有《佟阔泉医方医论》《清宫御医：佟氏医术承袭录》等。

方笺内容

田某，女，37 岁，就诊于 1959 年 2 月 27 日。

脉渐缓，肝阳较开郁，手足凉亦减，腹胀，有痰，拟调中舒化法。

香附米四钱，乌药四钱，檀香二钱，青皮子四钱，厚朴三钱，枳壳三钱，大栝楼四钱，前胡三钱，杏仁三钱，生白芍三钱，当归三钱，广木香三钱，郁李仁一钱。

服四剂，继续再服四剂。

瞿文楼

瞿文楼（1891—1957），名书源，自号困勉庐主人，河北新城人。其父瞿子安是清光绪三十年前后的太医院御医。1956年，被聘为北京中医学院首席学术顾问。曾任卫生部、北京中医学会顾问，北京市东城区第二届人大代表。

著有《脉学心得》《中医诊断》《处方学》《儿科学》《中医病理学·痢疾讨论》等。

方笺内容

（一）方笺一

某患者，就诊于民国二十六年三月十六日。

呛嗽痰少，寅卯时间较甚，阵阵作烧，面部身肤续发红点为疹，痒，忽起忽落。苔中心厚，有红点，大便今未见，溲长。是肝肺气分内热未清之故，兹再拟清化透解法调之。

薄荷二钱，桑叶三钱，蝉退[①]一钱半，僵蚕一钱半，杏仁三钱，（鲜）杷叶（去毛后煎）三钱，川贝母三钱，银花四钱，竹茹三钱，法夏一钱，麦芽（炒）三钱，酒军六分。引鲜苇根一两、羚羊[②]（另煎）三分，每兑二三匙。

旁注：此系瞿文楼老民国二十六年处方——赵绍琴存。

---

① 蝉退：应为"蝉蜕"。
② 羚羊：应为"羚羊角"。下同。

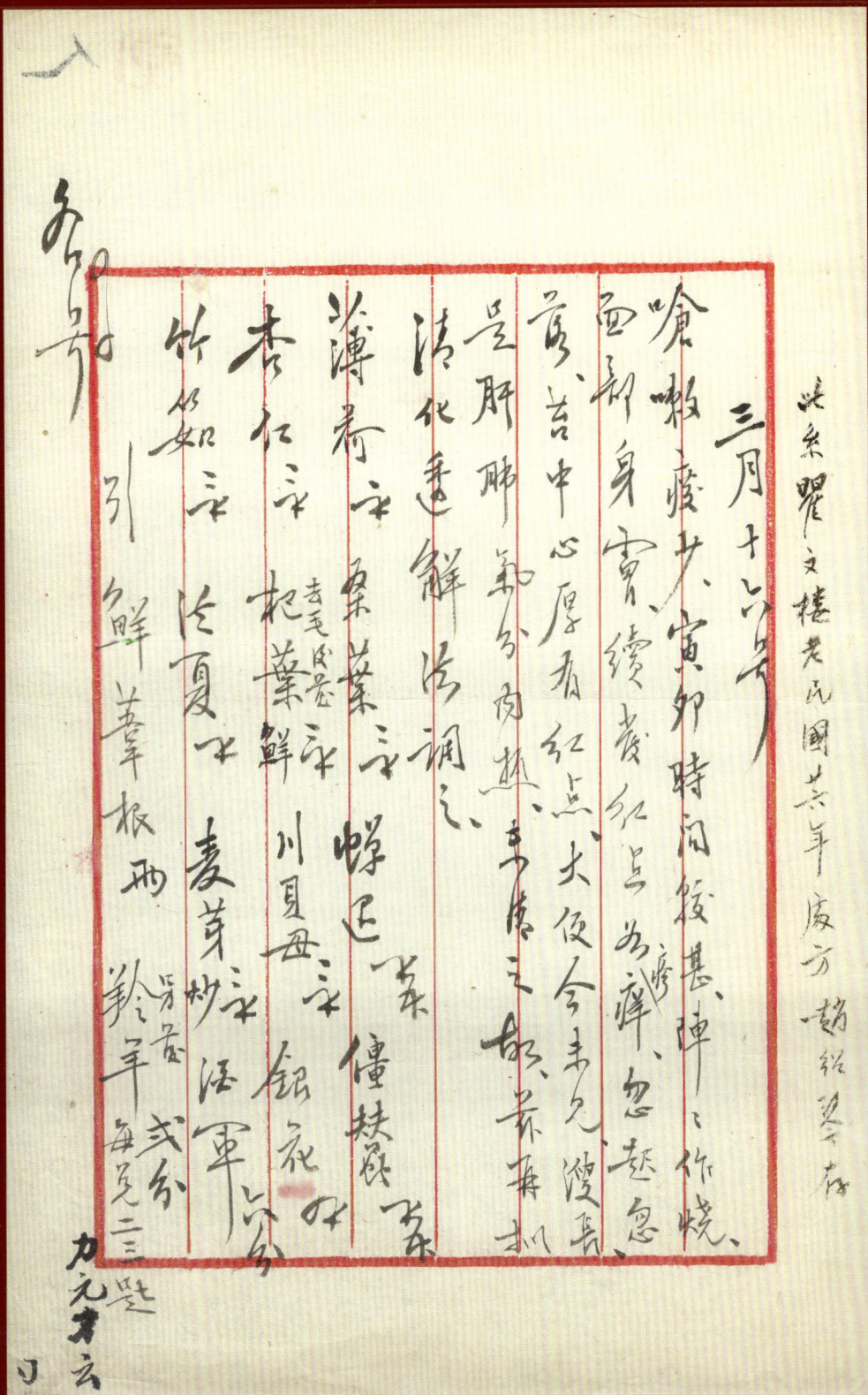

附一 周慕新

周慕新（1902—1979），以擅长儿科
著称于世，人送绰号"周一摸""周三趟""小
儿王"等。15岁师从李秀生老中医，弱冠
之后考取中医师资格，后又进入清太医院医
学馆深造，得太医院赵文魁、瞿文楼等指导，
此后悬壶于京城。中华人民共和国成立后，
周慕新先后在北京儿童医院、北京中医医院、
北京市鼓楼中医院从事诊疗和教学工作。

其学生整理的著作有《周慕新儿科临
床经验选》。他的部分临床经验收载于《名
老中医经验全编》。

方笺内容

骆某，17岁，就诊于1972年12月13日。
咳嗽十余日，痰多涕多作呕，肺胃气逆。
京半下①二钱，寸冬二钱，苏子三钱，
酒芩一钱半，枇杷叶（包煎）四钱，葶力②
二钱，桑皮三钱，知母二钱，竹沥水（分二
次）五钱，蒌仁二钱，菊花三钱，生草一钱。
水煎，温服。

---

① 京半下：应为"京半夏"。
② 葶力：应为"葶苈子"。

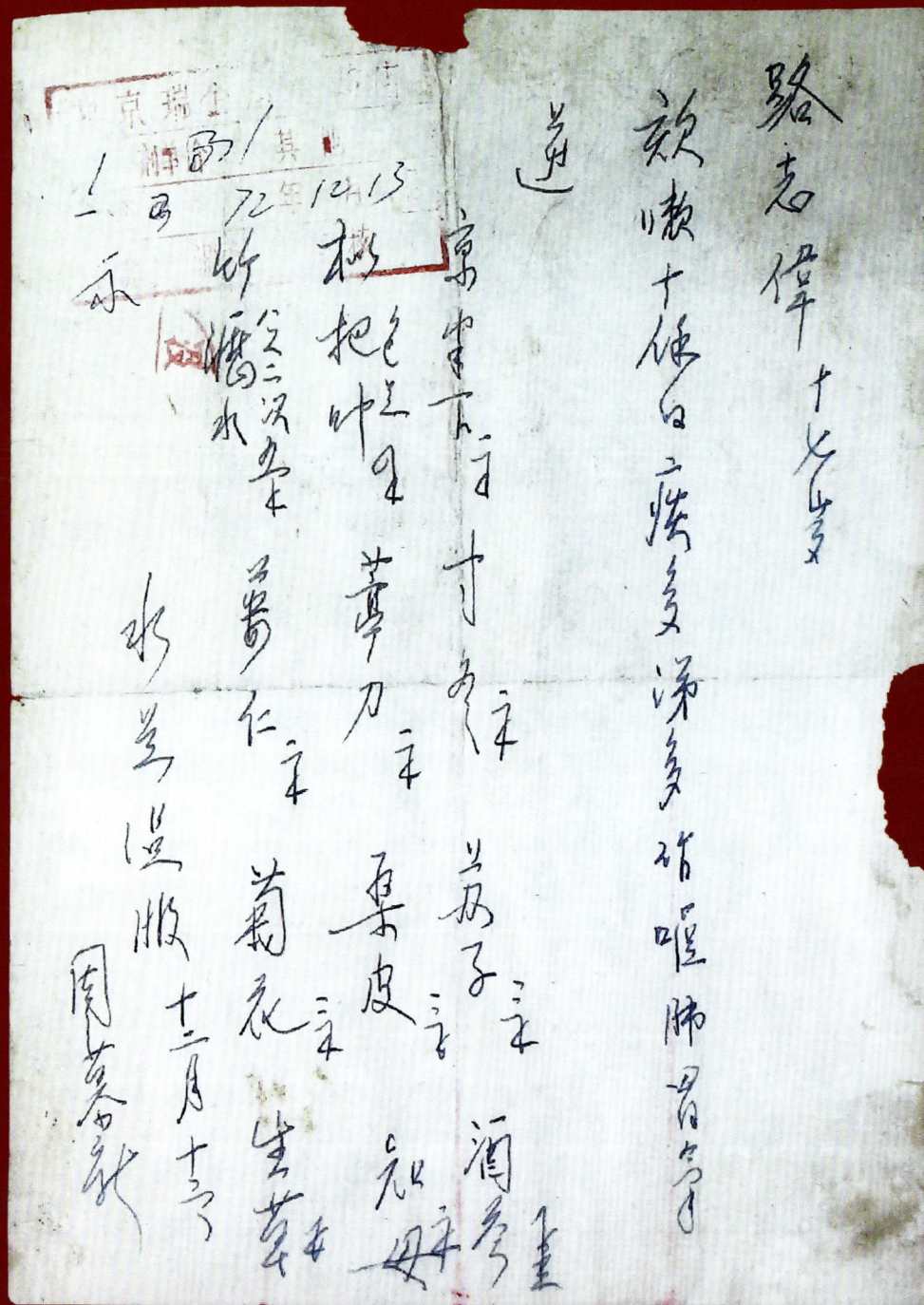

附二　王鸿士

王鸿士（1919—1985），河北武清人。1940年，就读于北平国医学院，师从孔伯华。1944年，拜清代御医瞿文楼为师。1952年，创办并主持石景山衙门口联合诊所。1956年，调入北京中医医院。

后人整理的著作有《王鸿士肝病临证精华》。他的部分临床经验收载于《名老中医经验全编》。

方笺内容

王某，女，成年，就诊于1964年6月20日。

党参三钱，焦术三钱，云苓四钱，杭芍八钱，山药八钱，川朴二钱，草蔻二钱，木香一钱，炙甘草二钱，寄生一两，肉苁容①五钱，杜仲三钱，故纸三钱，山萸肉三钱，炒枣仁一两，焦楂、曲②各二钱，砂仁一钱半。

四剂。

---

① 肉苁容：应为"肉苁蓉"。

② 焦楂、曲：应为"焦山楂、焦神曲"。

张友松

张友松（1893—1960），1917 年毕业于清太医院医学馆。曾任清太医院医官、内城官医院医官，后在寓中应诊。1954 年，受聘于北京市第二门诊部工作。1956 年，调至北京同仁医院工作。初在寓中应诊时，深得民众之爱戴，被称为"张御医"。

方笺内容

高某，就诊于八月二十七日。

肝气串，腰疼腹胀，今拟舒肝气、化饮、止腰疼之剂。

大瓜蒌四钱，当归二钱，赤苓三钱，中厚朴二钱，赤芍二钱，法夏三钱，大腹皮三钱，砂仁二钱，青皮二钱，炒杜仲三钱，甘草二钱，焦榔三钱。引用军炭一钱、金铃子三钱。

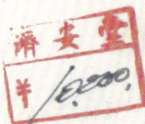

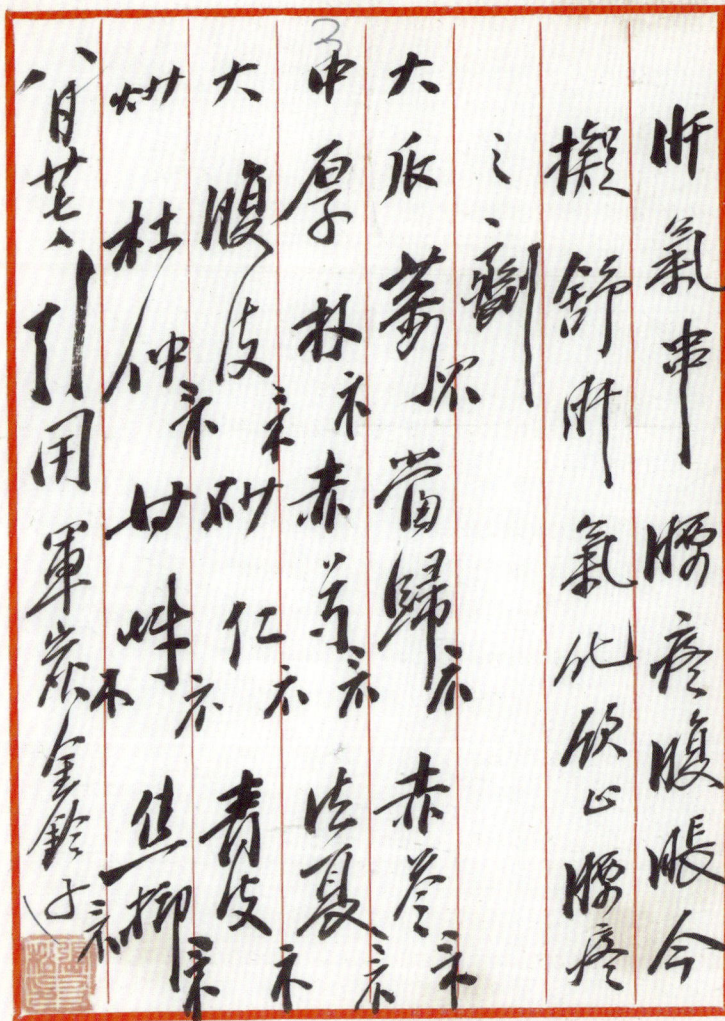

附 姚正平

姚正平（1908—1979），原名姚秉中，浙江绍兴人。1925年，师从刘芷菁学医，后又从张友松学习。1926年，在崇文区手帕胡同开业行医，后在北平国医学院工作。1964年，调至北京中医医院。

他的部分临床经验收载于《名老中医经验全编》。

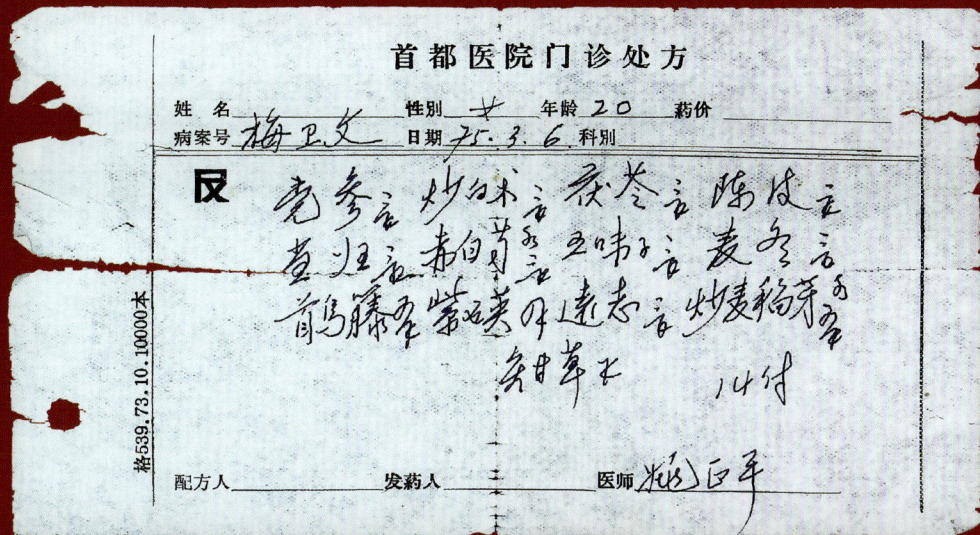

方笺内容

梅某，女，20岁，就诊于1975年3月6日。

党参三钱，炒白术三钱，茯苓三钱，陈皮二钱，当归三钱，赤、白芍各三钱，五味子三钱，麦冬三钱，首乌藤五钱，紫石英四钱，远志三钱，炒麦、稻芽各五钱，炙甘草一钱。

14付。

李少轩

李少轩（1894—1973），幼时随父习医，其父李静轩是清光绪年间京城名医，曾官至太医院院使。李少轩后来拜太医院医官赵云卿为师。1920年，正式行医。为"京城十大名医"之一。

方笺内容

白某，女，58岁，就诊于1951年5月28日。

咳嗽，胸闷有喘时发，燥热身倦。脉象弦滑。

法半夏二钱，橘红二钱，苦梗①一钱半，朱赤苓三钱，旋覆花（包煎）三钱，香附（炙）一钱半，杏仁二钱半，软石羔②二钱半，苏子霜一钱半，后朴③五分，姜连一钱半，生甘草一钱半，珠黄散（匀冲）三分，鲜杷叶二钱，炙麻黄（茸）一分，紫苑④（茸）二钱，参须四分，五味七粒，青皮一钱半，前胡五分，生姜汁三钱，竹沥水二钱，条芩二钱，红枣二个。

---

① 苦梗：应为"苦桔梗"。下同。
② 软石羔：应为"软石膏"。
③ 后朴：应为"厚朴"。
④ 紫苑：应为"紫菀"。下同。

曹锡珍

曹锡珍（1898—1978），字聘忱，河北昌黎人。1916 年，在昌黎拜清代御医孙仲选为师，学习中医理论、推拿按摩手法。1925 年，在天津跟随吴卫尔学习西医。1934 年，应施今墨之邀任华北国医学院董事、按摩教授。1954 年，参加北京医院按摩科筹建工作。1958 年，在北京市宣武医院按摩科工作。

著有《外伤中医按摩疗法》《防治按摩》《中医按摩疗法》等。他的部分临床经验收载于《名老中医经验全编》。

方笺内容

牛某，男，就诊于 1967 年 9 月 22 日。

莴草三两，白干酒二斤。

泡三日夜后，每晚服三钱。

李桐华

李桐华（1900—1984），其父李书林曾在清太医院供职。其"金针巧拨白内障"当年是京城一绝，因此李桐华被称为"金针李"。

方笺内容

杨某，女，成年，就诊于 1965 年 2 月 11 日。

两目瞳人①内灰白色，视物不清。此很沉重，慢性治疗，宜退昏明目之法。

当归身二钱，真川芎一钱，黑元参二钱，粉丹皮二钱，白茯苓二钱，酒黄芩二钱，肥知母二钱，苏薄荷一钱，南柴胡一钱，苦桔梗二钱，广陈皮二钱，蔓荆子一钱，白菊花二钱，枳壳二钱，党参一钱半，细辛三分。引甘草二钱。

二剂，隔一日服一剂，再吃石斛夜光丸十九，早、晚各一丸。

① 瞳人：应为"瞳仁"。

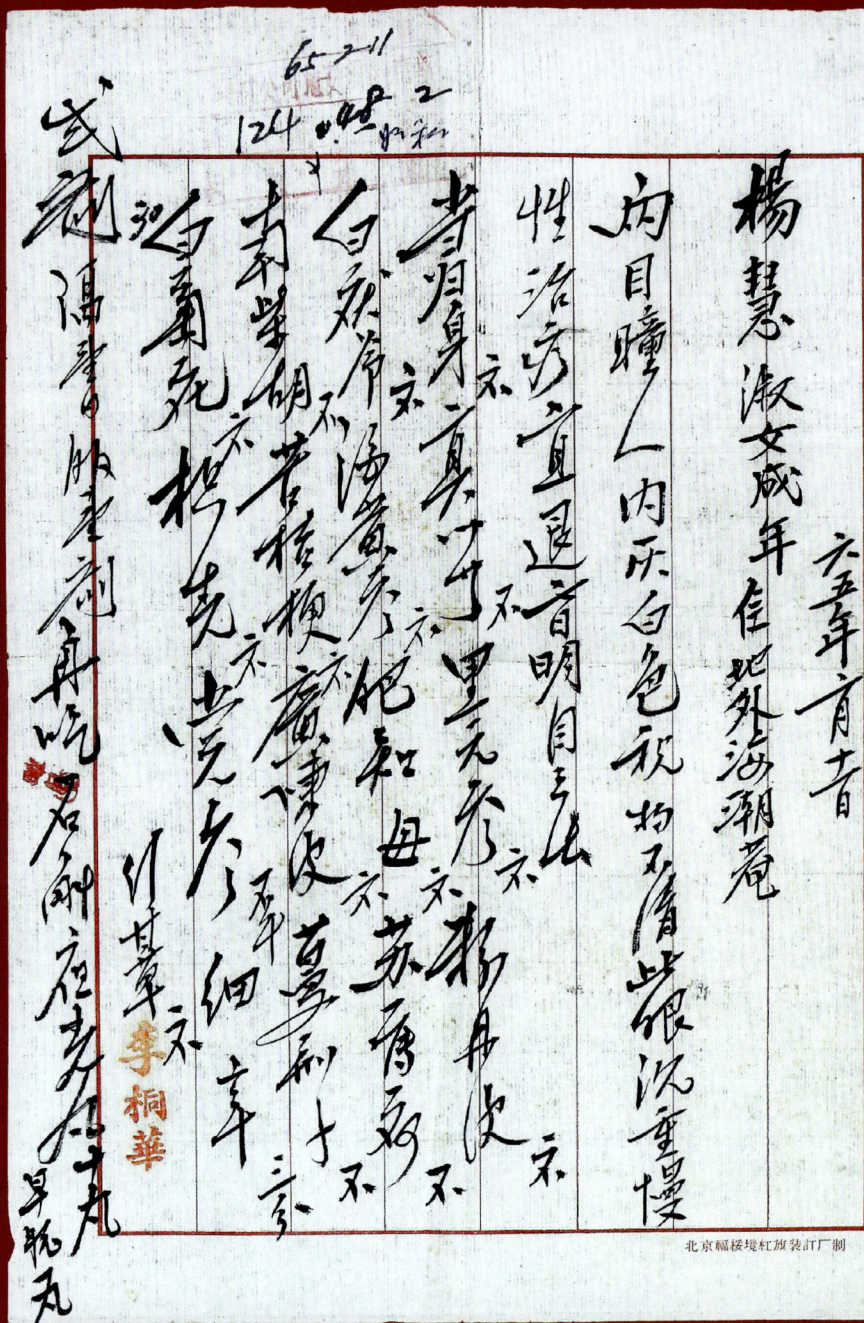

贰 名医与传人

　　民国时期，北京出现了大名鼎鼎的"京城四大名医"，分别是萧龙友、汪逢春、施今墨、孔伯华，他们以精湛的医术、高尚的医德，在全国享有盛名。四大名医都有深厚的医政背景。1929 年，中央国医馆成立，施今墨任副馆长。1935 年 9 月，北平市政府组织了一次医士考试，其评审委员为萧龙友、孔伯华、汪逢春、方行维、徐右丞5 人。四人还热衷于中医教育事业，是为中医药事业努力奋斗的代表。1930 年，孔伯华、萧龙友等北平中医界名宿共倡创立北平医药学校，翌年学校搬至丰盛胡同，改名为北平国医学院。1932 年，施今墨与魏建宏、刘肇甄、陈公素等人创立华北国医学院，施今墨任院长。

　　本章将"京城四大名医"及其后人、弟子的部分方笺进行展示。

萧龙友

萧龙友（1870—1960），名方骏，别号息翁，中华人民共和国成立后改别号为不息翁，四川三台人，为"京城四大名医"之一。1897年，考中清代丁酉科拔贡。弃政从医前，曾任财政部机要秘书、农商部参事、实业债券局总办、国务院参事等职。中华人民共和国成立后，曾任卫生部中医研究院学术委员、名誉院长，中央文史馆馆员。1955年，他被选聘为中国科学院生物地学部委员（院士）。

著有《整理中国医药学意见书》《现代医案选》《息园医隐记》《天病论》《中医药学意见书》等。后人整理的著作有《萧龙友医集》。

方笺内容

（一）方笺一

绍重，男，就诊于九月二十九日。

感受夜寒，阴分略虚，头昏肢冷倦怠，有时微疼，此乃劳乏太过之故，当从本治。方用：

空沙参四钱，西秦艽三钱，桑寄生五钱，生桑枝三钱，当归须四钱，川羌活三分，苦杏仁（去皮尖）三钱，川贝母二钱，抱木茯神四钱，川芎三钱，甘草二钱，生苇茎（切）一尺，生姜三钱。

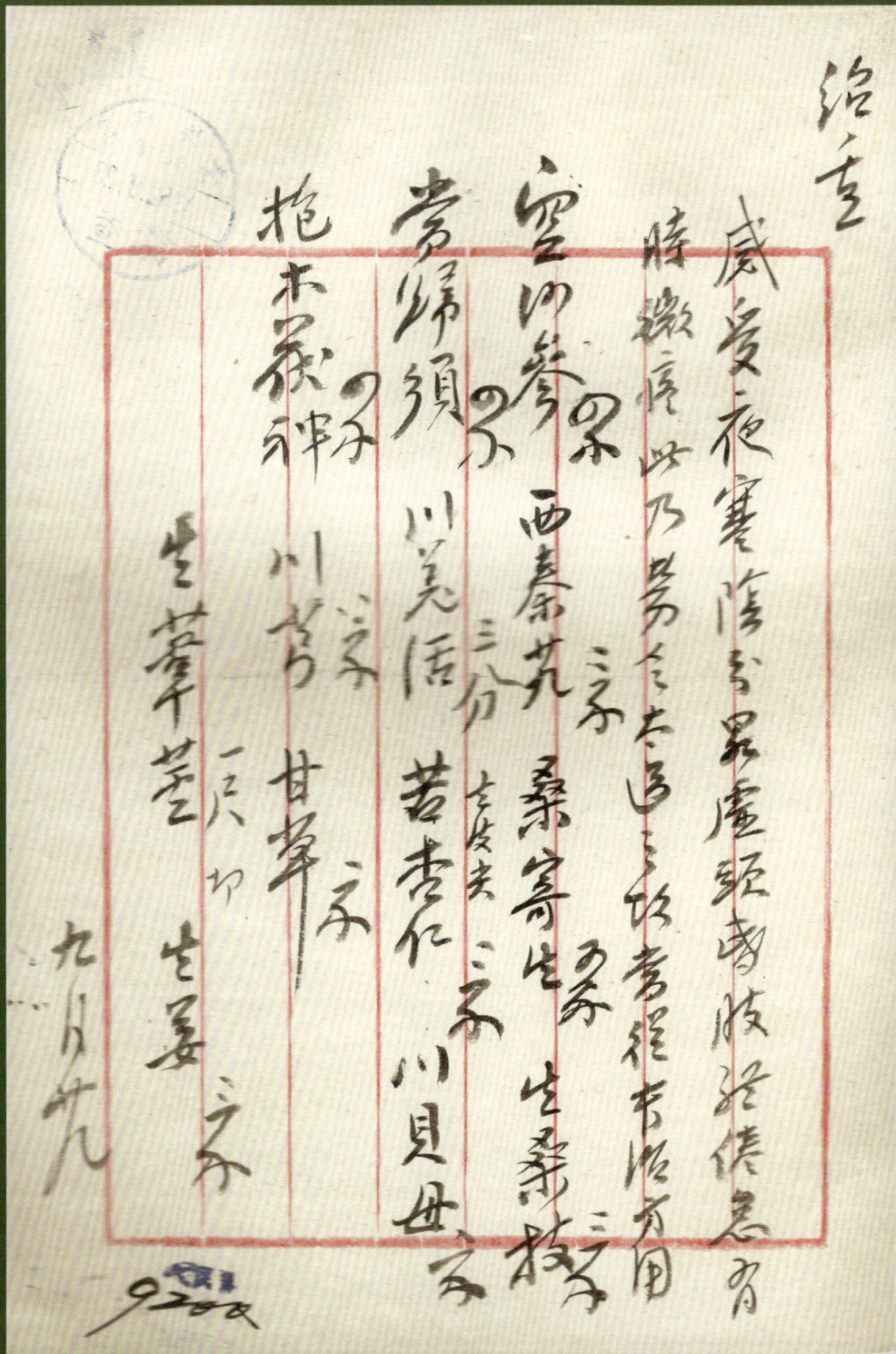

（二）方笺二

姚女士丸药方：

因扭腰成病，周身筋骨酸痛，行经逾期，行路两腿战栗，不时心跳。服中西药均未收效。拟以丸方长期调治，方列于后。

方用：

生黄芪六钱，台党参五钱，桑寄生一两，黄玉金五钱，制续断六钱，盐杜仲八钱，全当归八钱，制乳、没[1]各五钱，真阿胶（不炒）八钱，干地黄一两，赤白苓、赤白芍各五钱，骨碎补八钱，金毛狗脊（去毛）七钱，桃仁泥（去皮尖）七钱，酒炒元胡索七钱，川牛膝七钱，朱茯神八钱，朱枣仁六钱，川芎片六钱，生甘草五钱，酒黄芩六钱，盐砂仁五钱，淡苁蓉八钱。

拣上品药材，共研细末，炼蜜为丸，如梧桐子大，每日早、晚各服四十粒（共八十粒），淡盐水送下，先作半料服亦可。

---

[1] 乳、没：应为"乳香、没药"。下同。

施今墨

施今墨（1881—1969），原名毓黔，字奖生，祖籍浙江萧山，为"京城四大名医"之一。

1902年，随父到山西；1903年，就读于山西法政学堂；1906年，保送京师法政学堂。1912年，以山西代表身份到南京参加孙中山临时大总统就职典礼，后留在陆军部帮助黄兴制定陆军军法。1917年，出任北京香山慈幼院副院长之职，不久弃政从医。1929年，任中央国医馆副馆长。1932年，创立华北国医学院并任院长。中华人民共和国成立后，被推选为第二、三、四届全国政协委员。

经门人整理，出版的著作有《施今墨临床经验集》《施今墨对药临床经验集》等。

方笺内容

（一）方笺一

康某，女，19岁，就诊于1952年3月3日。

内分泌不平衡，月经异常，身体发胖，宜用丸剂常服。

每日早服八宝坤顺丸一丸，下午服神经衰弱丸三十粒，夜临卧服益母草膏一两。

共服三十日，白开水送。

（二）方笺二

张某，男，52 岁，就诊于 1954 年 12 月 31 日。

脑力疲劳，神经衰弱，头常眩晕，耳鸣耳聋，曾经昏厥数次，常感疲乏，记忆不佳。

生决明（石研先煎）八钱，草决明三钱，生龙齿、生牡蛎（同打先煎）各四钱，白蒺藜四钱，东白薇二钱，节菖蒲二钱，明玳瑁（打碎先煎）三钱，明天麻一钱半，蝉蜕衣一钱半，鹿角胶二钱，冬桑叶二钱，黄菊花三钱。

（三）方笺三[①]

李某，就诊 1951 年 12 月 24 日。

丸药单：

每日早服平胃散半瓶，十瓶。

下午服强心丹十二粒，二盒。

夜临卧服痛风丹十粒，二盒。

服二十日，均用白开水送服。

---

① 本方笺中的中成药均系施今墨所制。

智圆行方　燕京医学名家
　　　　　处方手迹藏臻

附一 施少航

医家介绍

施少航（？—1965），系施今墨之叔，原名誉鹤，浙江萧山人。山西省法政专门学校毕业。出身医学世家，中华人民共和国成立前在太原、北平等地以行医为业。1960 年，在北京市西长安街人民公社诊所工作。1964 年，被聘为北京市文史研究馆馆员。

方笺内容

孙某，男，30 岁，就诊于 1956 年 3 月 29 日。

检验：浸润型肺结核进展期。咳嗽痰黄，曾经咳血，现未犯发病属，拟用自拟丸剂常服。

百部一两，白前一两，紫苑一两，化红[1]一两，杏仁一两，冬虫草一两，花蕊石一两，白芨[2]一两，浙贝一两，知母五钱，三七三钱，款冬花一两，苦梗一两，寸冬一两，五味五钱，甘草一两，沙参一两，獭干五钱，生、熟地各一两，阿胶一两。

共研细末，蜜为大丸，每粒三钱，每日早、晚各服一丸，白开水送。

---

① 化红：应为"化橘红"。下同。

② 白芨：应为"白及"。

名医与传人　49

附二 施稚墨

医家介绍

施稚墨（1925—1985），系施今墨之子。1939 年，在中法大学附属中学毕业后，就跟随施今墨学医，并协助有关医务工作。中华人民共和国成立后，在西直门联合诊所工作，后调北京协和医院中医科工作。1958年，调北京市复兴医院中医科工作。

整理其父施今墨的医案，出版了《施今墨临床经验集》。

方笺内容

孙某，就诊于 1953 年 9 月 1 日。

胃肠炎，气多，消化力不足。

旋覆花（代赭石三钱包）二钱，全瓜蒌（薤白三钱同打）五钱，厚朴花、代代花各二钱，焦内金三钱，晚蚕沙（盐号角子三钱包）三钱，黄玉金三钱，佩兰叶三钱，炒枳壳三钱，苦桔梗三钱，砂、叩仁[①]各一钱，半夏曲、建神曲各一钱，米炒丹参五钱，酒黄连一钱半，酒黄芩三钱。

---

① 砂、叩仁：应为"砂仁、蔻仁"。

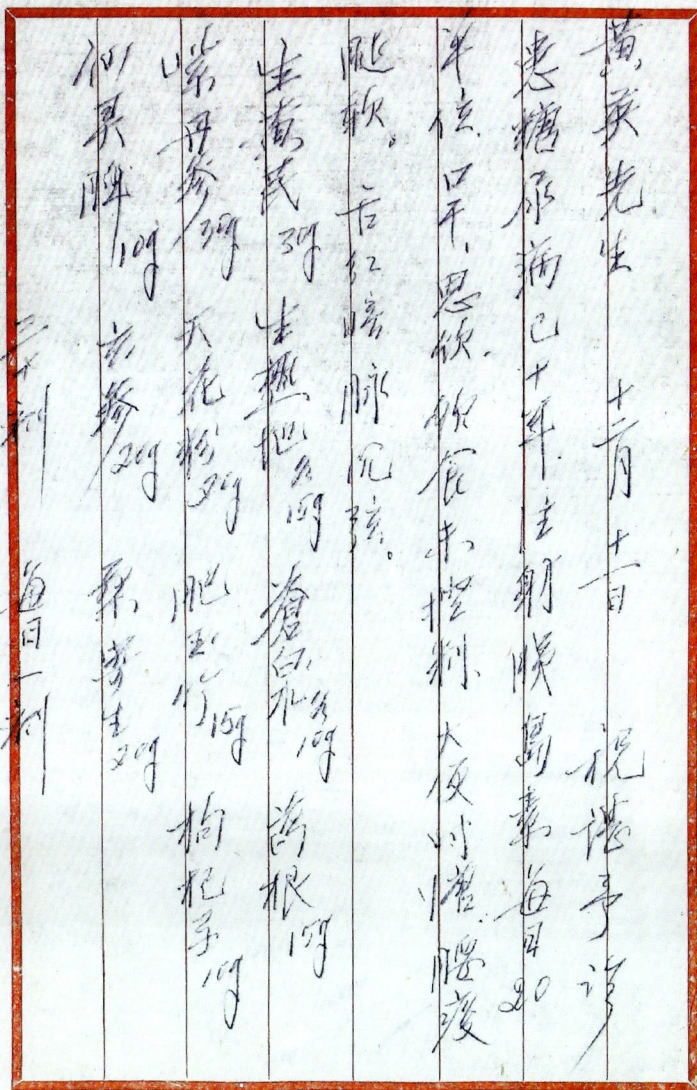

首都知名中医专家特诊部

祝谌予　教授处方笺

黄英先生　六十青
患糖尿病已十年主射胰岛素每日20
羊倍，口干，思饮。饮食未控制，大便时溏，腰酸腿软，舌红暗，脉沉弦。

生黄芪30g
生、熟地各15g
苍、白术各10g
葛根15g
紫丹参30g
天花粉20g
肥玉竹15g
枸杞子10g
仙灵脾10g
玄参20g
桑寄生20g

卅剂　每日一剂

祝谌予诊

地址：北京饭店九零零九房间
电话：5137766～9009
　　　　　　～3899
传真：5138864

医家介绍

祝谌予（1914—1999），系施今墨之婿。青年时期即笃志医学，拜施今墨为师，随师在华北国医学院侍诊、抄写方书。中华人民共和国成立后，曾任北京中医学院教务长、北京协和医院中医科主任。

代表论著有《祝选施今墨医案》《施今墨临床经验集》《施今墨临床常用药物配伍经验集》。后人整理的著作有《祝谌予临床经验集》《〈金匮要略〉心传：祝谌予课徒实践录》等。

方笺内容

黄某，男，就诊于十二月十一日。

患糖尿病已十年，注射胰岛素每日 20 单位。口干，思饮，饮食未控制。大便时溏，腰酸腿软。舌红暗，脉沉弦。

生黄芪 30 g，生、熟地各 15 g，苍、白术各 10 g，葛根 15 g，紫丹参 30 g，天花粉 20 g，肥玉竹 15 g，枸杞子 10 g，仙灵脾 10 g，玄参 20 g，桑寄生 20 g。

30 剂，每日 1 剂。

医家介绍

丁鸣九（1911—1977），名鹤霄，字鸣九，河北东光人。1936年，从华北国医学院毕业后，拜施今墨先生为师，曾受聘于西四报子胡同辅仁中医医院，任内科医师。1955年，调中国医学科学院阜外医院任中医科主任。曾任北京中医学会理事。

方笺内容

魏某，女，4个月，就诊于1953年10月12日。

感冒伤乳，咳嗽有痰，微喘，吐乳夹泄，防成肺炎，方用：

葛根五分，化橘四分，栀仁一钱，薄荷三分，知母一钱，浙贝一钱，云苓一钱半，鲜芦根四钱，炙白前、炙前胡各五分，苦杏仁六分。

妙灵丹一九（分三次化服）。

水煎，分五次服。

附五 施继宗

施继宗，生卒年不详，施今墨弟子。中华人民共和国成立后，在北新桥南路东的达善堂国药庄出诊，后在北京协和医院中医科工作。

方笺内容

李某，就诊于 1951 年 9 月 19 日。

脑神经衰弱，目视不清而精力不足，头部有时作晕，经述半年。

石决明（生用先煎）八钱，草决明三钱，密蒙花二钱，晚蚕沙、夜明沙（另包）各三钱，谷精草三钱，酒连一钱，酒芩二钱，霜桑叶二钱，白蒺藜三钱，黄菊花三钱，云茯苓、云茯神各三钱，甘草梢一钱，东白薇二钱，鲜石斛三钱。

石斛夜光丸。

附六 高莱旺

医家介绍

　　高莱旺，生卒年不详，系华北国医学院第一届毕业生，毕业于1935年6月，后拜施今墨为师，并一直在京行医。

方笺内容

　　张某，女，就诊于1955年4月5日。

　　服药月经仍未减，有紫块，脉沉弦数，亦再依前方加理血之品。

　　黑香附三钱，酒当归三钱，焦白芍三钱，大川芎一钱，大熟地一两，生地炭三钱，紫丹皮三钱，杜仲炭三钱，祁艾炭一钱半，陈阿胶三钱，炙黄芪三钱，粉甘草一钱，侧柏炭三钱，蒲黄炭三钱，云茯苓三钱。

　　水煎服。

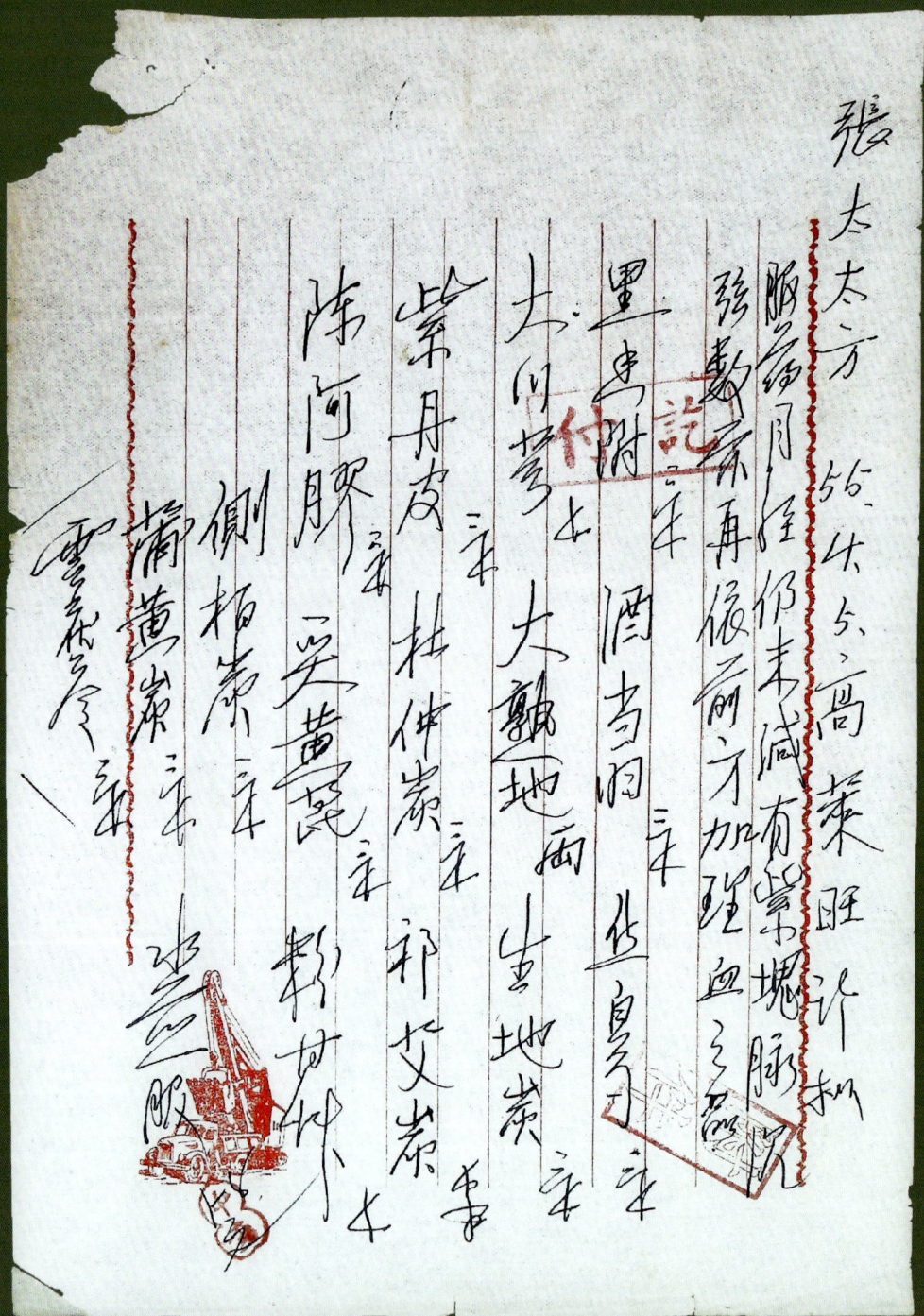

附七 李宝盛

医家介绍

李宝盛，生卒年不详，系华北国医学院第二届毕业生，《华北国医学院第二届毕业纪念刊》提到李宝盛"每谈医学，滔滔然如江河之决口……"。

方笺内容

王某，女，就诊于六月七日。

两脉滑数，舌白无泽，鼻流浊涕仍不止，大便干，心跳时作，姑再以泄化肺胃之味。

净连翘三钱，生石膏六钱，桑白皮三钱，全瓜蒌（元明粉二钱同打）六钱，忍冬藤三钱，肥知母三钱，桑叶二钱，辛夷花一钱半，焦山栀三钱，枯芩三钱，川锦纹一钱半，黄柏三钱，只壳片一钱，蒲公英三钱，赤芍二钱。

医家介绍

李介鸣（1916—1992），早年学医于御医彭笠僧，嗣后拜施今墨为师。1935年，取得行医执照。1951年，在卫生部从事中医管理工作。1956年，在北京中医学院任教。1961年，调到北京中医学院附属医院内科工作。1970年，被派往中国医学科学院从事西医学习中医的教学工作。1974年，调到阜外心血管病医院中医科工作。

方笺内容

孙某，男，成年，就诊于1964年11月9日。

耳鸣。

生龙、牡（先下）各五钱，紫石英、紫贝齿（先下）各五钱，焦远志三钱，盐知、柏各三钱，煅磁石（先下）一两，节菖蒲三钱，白蒺藜五钱，炒枣仁五钱，全当归二钱，炙百合四钱，东白薇二钱，五味子五钱。

三付。

附九 曹治安

医家介绍

曹治安，生卒年不详，系施今墨弟子，收录于《国医巨匠施今墨·纪念施今墨诞辰140周年》之"施今墨弟子图谱"。

方笺内容

周某，男，就诊于1956年1月26日。

服药已见功效，宜以清解宁咳化痰之剂。

炙前胡、炙白前各二钱，炙紫苑、炙款冬各一钱半，代赭石三钱（包），旋覆花二钱，苦桔梗二钱，杏仁泥二钱，象贝母三钱，条黄芩三钱，鲜苇根一两，桑白皮一钱半，桑叶三钱，金银花四钱，青连翘四钱，焦栀子二钱，云茯苓、云茯神各三钱，生甘草一钱，清半夏二钱。

水煎服。

（二）方笺二[①]

绍重，男，就诊于十月二日。

饮食失调，感受秋凉，陡然腹痛泄利并作。舌苔白，两脉细弦滑且数。拟以升和并用，防增表热下利。

煨葛根一钱，生、熟赤芍各一钱半，连皮苓五钱，香砂枳术丸四钱，生、熟薏米各三钱，焦麦芽三钱，远志曲五钱，新会皮一钱半，建泻三钱，焦山查一钱半。

---

① 本方笺出自林乾良教授所著《中国古今名医处方真迹集珍》。

附一 吴兆祥

医家介绍

吴兆祥（1895—1987），曾就读于华北国医学院，行医后又师从汪逢春临诊数年。中华人民共和国成立后，先在同济堂出诊，后在北京同仁医院中医科工作。

后人整理的著作有《吴兆祥医案》。

方笺内容

林某，男，42岁，就诊于1955年10月4日。

药后夜间睡眠四小时后，咳嗽一阵，吐痰仍多，咽关微痒，胸闷且痛，舌苔薄，大便今晨两次，两脉细软滑数，病半月余，再以前法加减。

嫩前胡一钱半（麻黄三分），炙兜铃三钱，老把叶四钱，厚朴一钱半，炙白前一钱，炙苏子三钱，杏仁泥四钱，旋复花[①]（布包）二钱，东瓜[②]子三钱，生紫菀二钱，象贝母三钱，牛子[③]一钱半，保和丸（布包）五钱，只壳三钱，苦梗一钱半，生姜皮三钱，炒麦芽、炒苡米各七钱，云苓三钱，栝蒌皮四钱。

---

① 旋复花：应为"旋覆花"。下同。
② 东瓜：应为"冬瓜"。下同。
③ 牛子：应为"牛蒡子"。下同。

附二 李鼎铭

李鼎铭（1913—2004），毕业于华北国医学院，后拜汪逢春为师。中华人民共和国成立后，除自家医寓外，还在鼓楼的仁一堂、地安门的同升堂、东四的宏仁堂出诊，后在北京市第二中医门诊部工作。1957年，入北京中医医院工作。

他的部分临床经验收载于《名老中医经验全编》。

方笺内容

袁某，女，29岁，就诊于1959年6月20日。

右偏头痛，时发时止，痛甚则呕，恶心，寐不安多梦，胃纳不定，二便正常，月经将至，舌脉薄白，脉沉细弱，心肾不交，阴虚肝旺，再以前法进展。

紫贝齿（先煎）二钱，杭白芍六钱，石斛二钱，益智仁三钱，生石决明（先煎）一两，远志苗三钱，白芷一钱半，元参四钱，珍珠母（先煎）一两，白蒺藜三钱，佩兰叶（后下）二钱，生地四钱，生首乌七钱，薄荷叶（后下）七分，粉丹皮一钱半，莲子心七分，夏枯草三钱，龙胆草二钱。

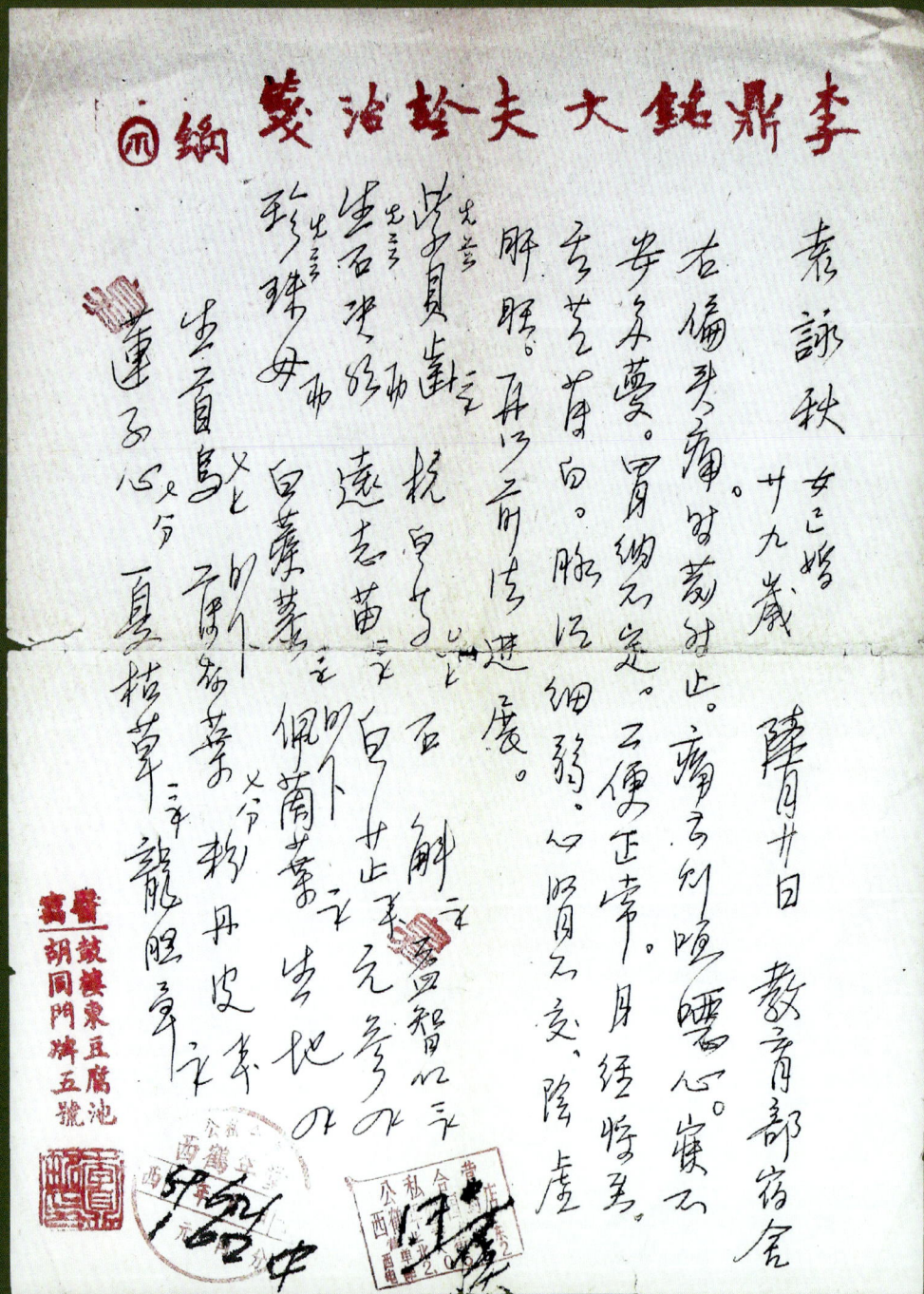

附三 李建昌

医家介绍

李建昌，生卒年不详，汪逢春弟子，原北京东四妇产医院中医师，亦曾在同济堂出诊。

方笺内容

周某，女，7 岁，就诊于 1953 年 3 月 25 日。

身热不扬，腹痛呕吐，阵阵泛恶，两脉弦滑数。饮食不调，伤及中焦，拟以芳香疏化。

鲜藿香（后下）二钱，焦苍术二钱，焦槟榔三钱，鲜杷叶（布包）三钱，鲜佩兰（后下）二钱，小只壳（苦梗一钱炒）二钱，生、熟赤芍各二钱，保和丸（布包）五钱，制厚朴（川连七分炒）一钱半，新会皮一钱半，焦查炭三钱，真郁金二钱，大豆卷四钱。

太乙玉枢丹三分，白蔻仁末三分，二味自研细末，匀两次开水送下。

附四 刘明言

医家介绍

刘明言，生卒年不详，汪逢春弟子，曾在和平门外西河沿 140 号出诊。

方笺内容

汪某，女，就诊于 1952 年 6 月 29 日。

一身酸软无力，头晕时作，食欲略开，口苦亦减，舌苔白腻渐化，咳嗽有痰，两脉弦滑而细，72 至，体温 36.4 ℃，大便未通，感冒之后消化不良，拟以再治胃肠。

制厚朴（川连一钱切炒）一钱半，象贝母（去心）四钱，麸只壳（苦梗一钱切炒）一钱，加味保和丸（布包）五钱，法半夏三钱，京苏子一钱半，焦麦芽三钱，范志曲（布包）四钱，新会皮一钱半，苦杏仁（去皮尖）三钱，焦槟榔三钱，建泻三钱，白蒺藜（去刺）三钱，明天麻三钱，全当归三钱，桑枝三钱。

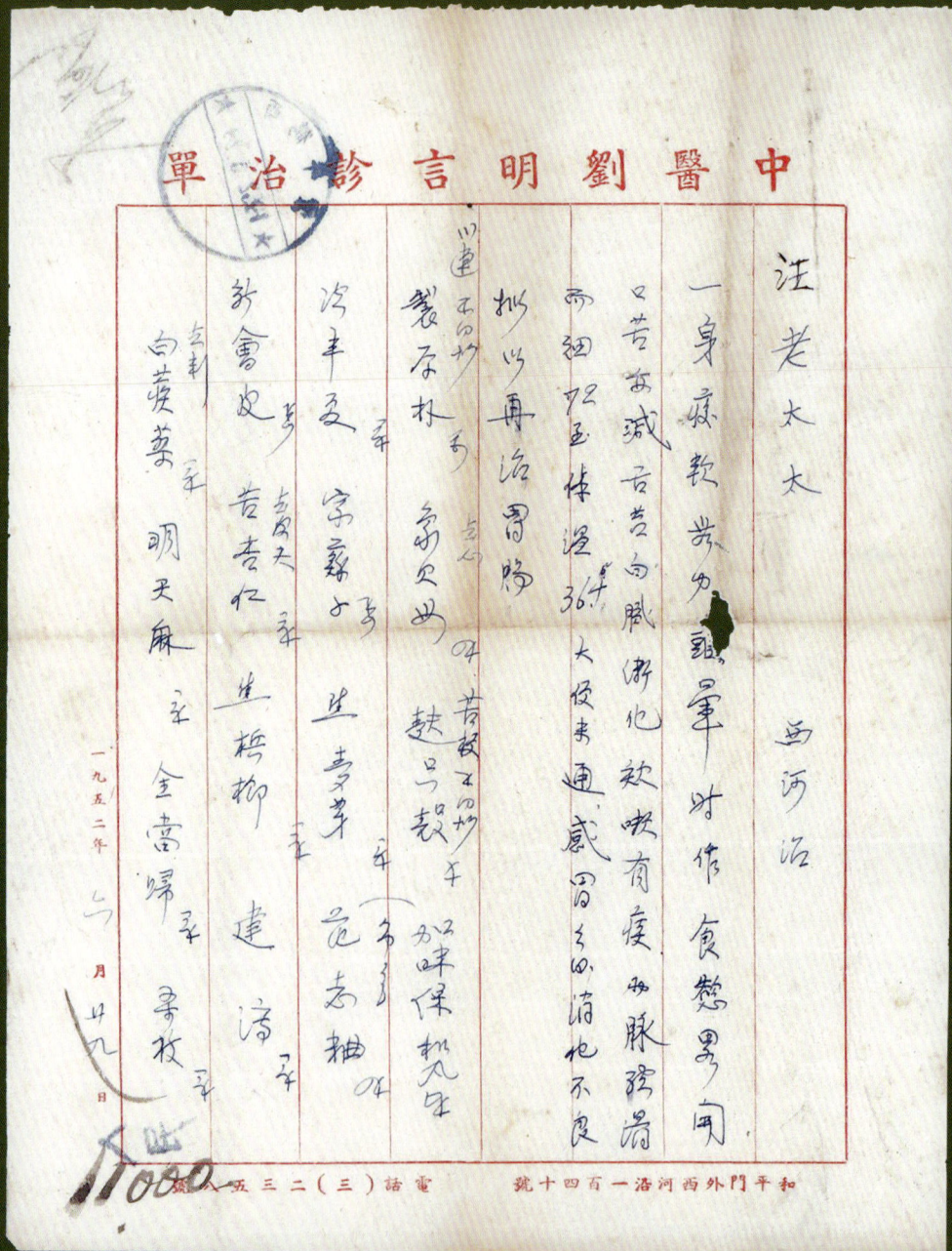

智圆行方　燕京医学名家
　　　　　处方手迹藏臻

孔伯华

医家介绍

　　孔伯华（1885—1955），名繁棣，号不龟手庐主人，山东曲阜人，系孔子第74代孙，"京城四大名医"之一。16岁，移居河北易州行医。1910年，应聘于北京外城官医院，担任内科医官，不久后自行开业。曾与萧龙友合办北平国医学院，并任院长。中华人民共和国成立后，任卫生部顾问，并当选为第二届全国政协委员。

　　早年参撰的著作有《八种传染病证治析疑》，晚年撰有《时斋医话》《脏腑发挥》《诊断经验》《中风说》《疾疾说》等著作，生前均未能付梓，由后人整理为《孔伯华医集》出版。

方笺内容

（一）方笺一

　　吴某，女，就诊于六月初九日。

　　连服前方症象较减，第腹大如鼓，四肢仍属①浮肿。善饥，症属中消。脉滑数，再为变通前方。

　　云苓皮一两，旋覆花（赭石三钱布包）三钱，上官桂三分，川草薢一两，桑寄生六钱，清半夏三钱，广藿梗三钱，广木香（煨）一钱二分，大熟地五钱，青竹茹五钱，地骨皮三钱，生知、柏各三钱，川牛膝（生）三钱，滑石块（生）一两。

　　知柏地黄丸（分吞）五钱。

———————————

① 属：疑笔误，作"屡"。

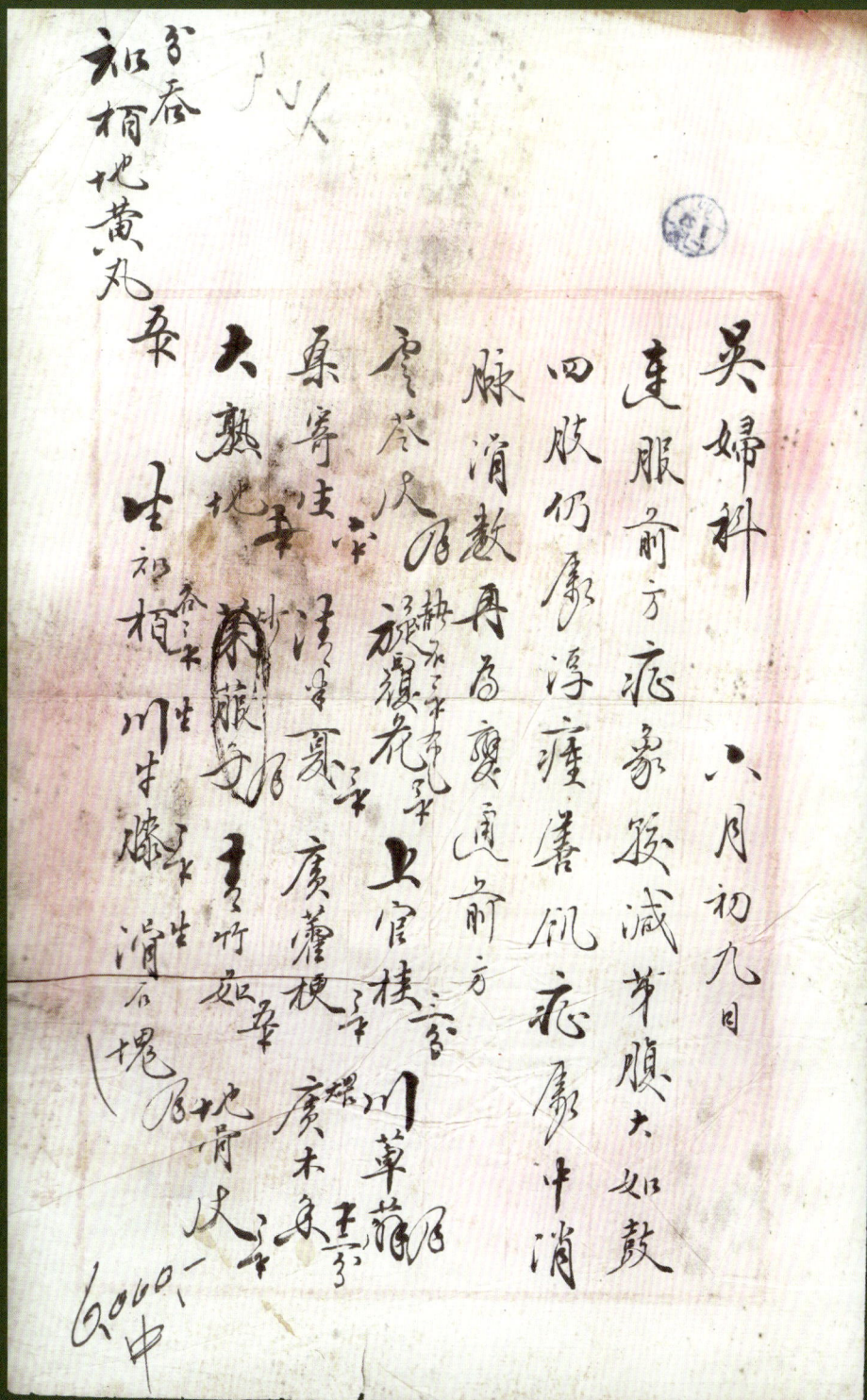

（二）方笺二

丁某，男，就诊于 1953 年 3 月 17 日。

肝家热盛，脾湿亦重，肺络因之所扰，吐红盈口，症延太久。脉弦滑，左关较盛，亟宜清凉肃化，以安其症。

石决明（生研先煎）八钱，炒丹皮三钱，旋覆花（布包）三钱，炒蒲黄四钱，鲜茅根一两，血余炭三钱，代赭石三钱，川牛膝四钱，赤小豆（布包）五钱，生侧柏三钱，蒲公英四钱，川贝母三钱，栝蒌六钱，栀子炭三钱，藕一两。

犀黄丸（分吞）一钱半。

（三）方笺三①

袁某，男，就诊于六月二十一日。

丸药方：

石决明（生）四钱，莲心八钱，胆草（炒）六钱，火麻仁八钱，桑寄生两钱，栀子（焦）六钱，辛夷六钱，磁石粉（辰砂三钱）六钱，白蒺藜（去刺）八钱，知、柏（盐水炒）各六钱，枯芩六钱，清半夏六钱，京黄四厘，紫雪二钱，杭菊花八钱，川郁金（生矾水浸）八钱，焦六曲八钱，生枳实八钱。

上药共为细末，水泛小丸，滑石为衣，早、晚空腹各服二钱，白开水送下。

---

① 看此方笺书写笔迹，应为孔嗣伯所写。

医家介绍

孔祥琳（1911—1970），又名贡之，孔伯华次子。自幼随父侍诊，后独立应诊。中华人民共和国成立后，曾任北京安定医院、北京第二医院的中医师，是以中药治疗精神分裂症的先驱。

方笺内容

（一）方笺一

周某，男，就诊于九月二十九日。

前方继服，阑尾痛楚已不觉，而头部晕疼较剧，目胀，夜不得睡，脉滑大而数，再依前方加减。

石决明（生，先煎）三两，灵磁石（辰砂一钱先煎）二钱，藁本二分，生知、柏各三钱，生龙齿（布包先煎）三钱，生牡蛎（布包先煎）四钱，杭菊花三钱，乌药三钱，辛夷花三钱，真玳瑁（先煎）一钱，香白芷一钱半，川牛膝三钱，朱莲心一钱半，桑寄生六钱，首乌藤二两，川牛膝[①]四钱，鲜藕一两，局方至宝丹（研细分和药内）一粒，荷叶一个。

---

① 方笺中有两处川牛膝，为重复出现。

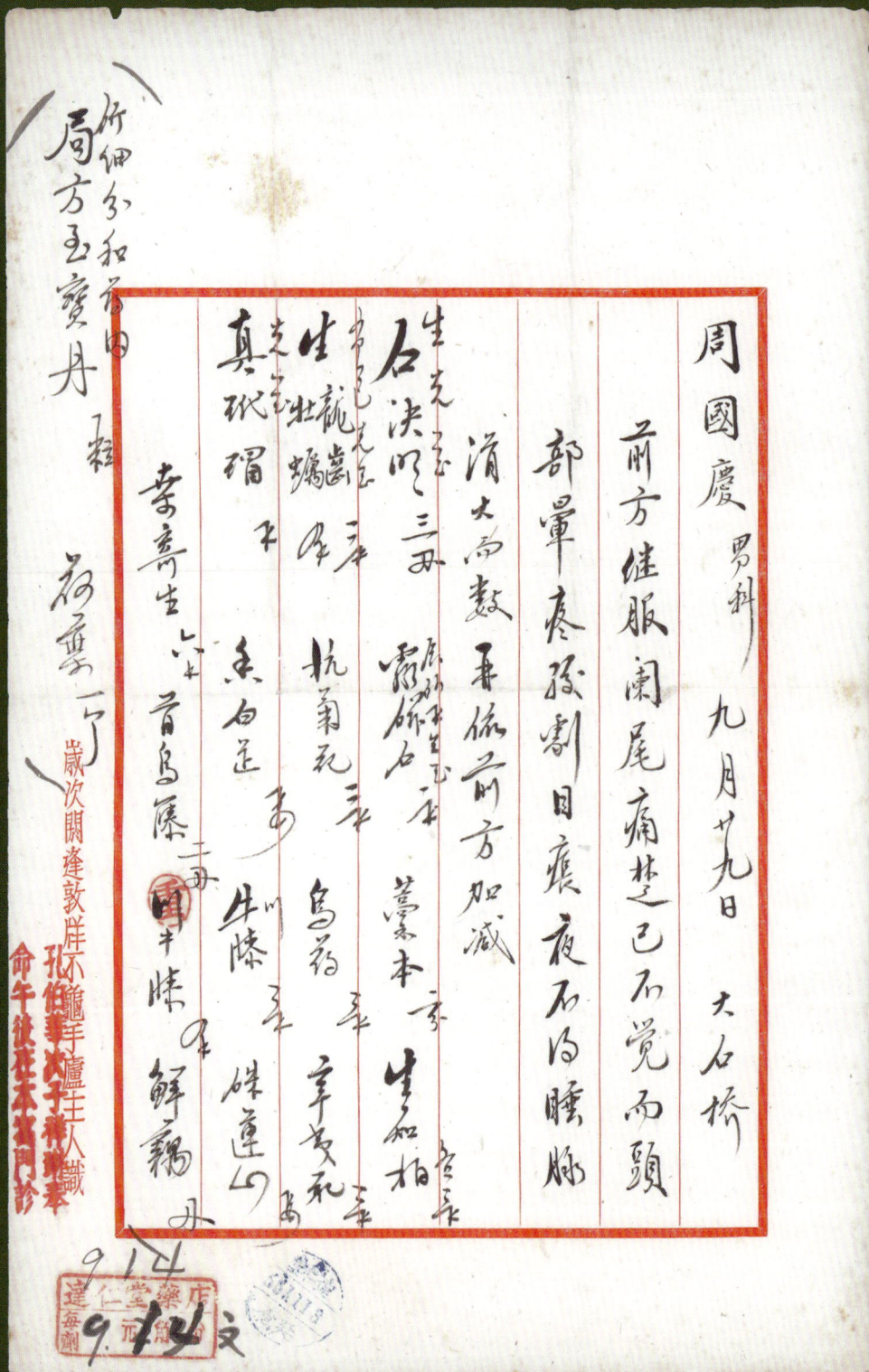

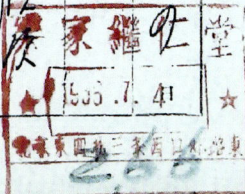

（二）方笺二

周某，男，就诊于 1956 年 7 月 4 日。

前方晋①后，热象未戢，胃纳尚佳，脘腹作疼，湿热盛，记忆力差。脉浮滑而数，再为变更前方。

石决明（生，先煎）一两半，旋覆花（赭石三钱包）四钱，佛手花三钱，知母三钱，鲜苇根二两，煨木香三钱，川楝子（打）三钱，川柏三钱，焦栀子四钱，川朴花三钱，台乌药四钱，椿根四钱，川牛膝三钱，滑石块四钱，荷叶二个。

苏合香丸（和入）二粒。

---

① 晋：应为"进"，服用之意。

（三）方笺三

周某，男，初诊于 1956 年 8 月 22 日。

头疼未已，且酸楚畏冷，因劳累过度则致腰腹尚感不适，苔白，脉洪滑数，再加减前方。

广藿梗三钱，青连翘三钱，地骨皮三钱，忍冬花六钱，紫全苏五分，生知、柏各三钱，辛夷花三钱，焦栀子三钱，台乌药四钱，杭菊花三钱，川牛膝三钱，干荷叶一个，全栝蒌一两。

苏合香丸（分和）一粒，紫雪丹（分冲）六分。

二付。

25 日复诊改方：上方去广藿梗、紫全苏，加莲心一钱半、胆草二钱。

智圆行方　燕京医学名家
处方手迹藏臻

北京市第三医院中医门诊处方

附二　孔嗣伯

医家介绍

　　孔嗣伯（1933—2011），孔伯华第三子，1948年开始随父学医，先后师从萧龙友、杜文甫、汪逢春、陈慎吾等名家，从事中医临床工作超过60年。

　　作为《孔伯华医集》整理小组的主要成员，编撰了《孔伯华医集》。

方笺内容

（一）方笺一

　　孙某，男，26岁，就诊于1957年7月10日。

　　评两症再拟丸方以息风。

　　十香返生丹十粒，早、晚各服半粒。牛黄清心丸十粒，早、晚各服半粒。

　　一剂。

（二）方笺二

许某，女，就诊于 1955 年 6 月 27 日。

湿热未肃，牙龈仍觉不适，时逞皮肤有紫色，大便有红褐水状，取脉滑而弦，再变换前方。

生石膏（研，先煎）一两半，杏仁三钱，旋覆花（赭石三钱布包）三钱，紫地丁、黄地丁各四钱，石决明（生研，先煎）一两半，生知、柏各三钱，赤小豆（粉丹皮三钱布包）八钱，连翘三钱，滑石块三钱，大青叶三钱，枳实（生）三钱，云苓皮四钱，焦六曲三钱，藕一两。

鸡内金三钱，桑寄生八钱，白蒺藜（去刺）四钱，磁石粉（辰砂一钱研先煎）三钱。

羚羊五厘、血珀四分、犀角五厘、沉香四分，上药共研细，米饭为小丸，随药分吞。

犀黄丸（分吞）一钱半。

智圆行方　燕京医学名家处方手迹藏臻

（三）方笺三

董某，就诊于 2000 年 3 月 13 日。

湿邪与热两盛，肝阳遂易亢越于上，曾出现血压偏高，延经调治，已趋稳定，然尚未根治。脉弦而略有滑象。拟方以柔肝渗湿、潜阳通络为主。

石决明（生，先下）30 g，滁菊 10 g，白蒺藜 15 g，荷叶 10 g，川玉金 10 g，丹参 10 g，净蚕砂①（单包）10 g，地龙 10 g，勾藤②10 g，川牛膝 10 g，川柏 10 g，桑寄生 30 g，威灵仙 10 g，天麻 5 g，琥珀（包，先下）1.5 g，羚羊角粉（冲）1 g，焦六曲 10 g，法夏 10 g。

十至二十剂。

———————

① 蚕砂：应为"蚕沙"。下同。

② 勾藤：应为"钩藤"。下同。

附三 马龙伯

医家介绍

马龙伯（1904—1983），字云从，号自娱，为世传儒医。家中三代业医，其父尤擅长妇科。马龙伯曾师从西医萧琏殉、殷培之（均为北京协和医学院著名医师）学习内、外两科。1937 年，奉母避居北京，适逢北京市卫生局中医考试，他名列第一，被孔伯华特加赏识，收为门人。中华人民共和国成立后，曾任北京中医学院妇科教研组主任、北京中医学院学术委员会委员、孔伯华学术经验整理小组顾问。

著有《孔伯华医集》《研究生妇科讲义》等。

方笺内容

（一）方笺一

车某，男，4 个月，就诊于 1957 年 11 月 28 日。

湿热太盛，颜面泛起湿疹，漫弥密布，瘙痒不安，拟以清渗湿热，兼以解毒。

夏枯草一钱半，蒲公英一钱，竹叶一钱半，地肤子一钱半，紫地丁一钱，木通五分，银花二钱，连翘一钱，蛇蜕二分。

六神丸一并[①]十粒，以药汁化服，每次一粒，一日四次。

万灵丹一粒，分十次，每次一份。

[①] 并：应为"瓶"。下同。

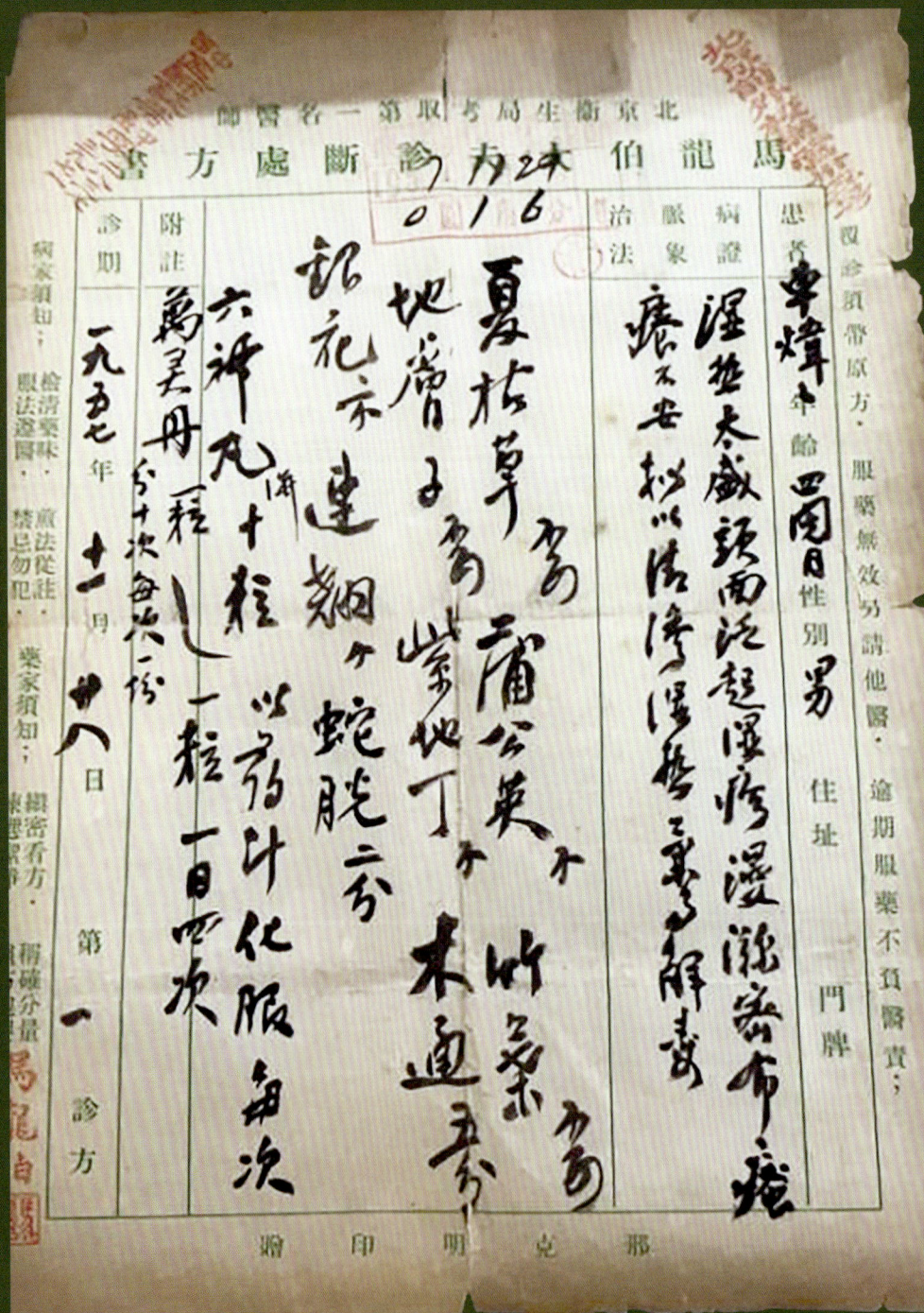

（二）方笺二

车某，男，5个月，就诊于1957年12月10日。

头面湿疹已有三月，湿热过盛，只外敷不易有功，须内外兼施，予从里清化湿热，同时解毒。

夏枯草二钱，地肤子一钱半，忍冬花二钱，青连翘一钱，淡竹叶二钱，紫地丁五钱，肥知母一钱，赖橘红一钱半，蛇蜕二分。

赛金化毒散五分一并，分十次和入。

附四 裴学义

医家介绍

裴学义（1926—2017），1944 年毕业于北平国医学院医科班，拜孔伯华为师。后任北京市东城区联合诊所所长、北京儿童医院中医科主任医师、全国老中医药专家学术经验继承工作指导老师。

著有《裴学义临床经验集》。他的部分临床经验收载于《名老中医经验全编》。

方笺内容

刘某，女，62 岁，就诊于 1954 年 7 月 26 日。

年逾六旬，脾为湿困，运化力差，以致大便滑泻，纳物不香。舌苔白腻，脉弦滑，亟宜清渗和中。

云苓皮三钱，谷、稻芽（炒香）各三钱，鲜石斛（先煎）四钱，炒秫米三钱，鸡内金（煨）三钱，生牡蛎（布包先煎）二钱，小川连（吴萸二分炒）一钱，川厚朴一钱，盐橘核二钱，桑寄生五钱，六一散（布包）一钱半。

附五 佟知箴

医家介绍

　　佟知箴，生卒年不详，曾在北平国医学院与宋祚民、张以德、杨稚青系同班同学。1947年，在学习期满时，拜孔伯华为师，成为孔伯华的弟子，跟诊抄方3年后获得医师资格。1950年，佟知箴与宋祚民、吴振国、曲溥泉、李全民一起组织成立了以宋祚民为所长的德胜门联合诊所，这也是当时北京最早成立的四个联合诊所之一。

方笺内容

　　吴某，就诊于六月一日。

　　湿热蕴于肺胃，清肃之令不行，以致咳吐黄痰，食欲不振，脉沉滑稍数，拟以清湿热法。

　　麻黄五厘，杏仁泥三钱，川柏三钱，炒麦芽三钱，青竹茹四钱，白果三枚，清半夏二钱，苦桔梗一钱，知母三钱，炒枳壳一钱。

　　青茶（开水泡）二钱，白糖一两兑药服。

附六 刘济华

医家介绍

刘济华，生卒年不详，毕业于北平国医学院。中华人民共和国成立后，在北京协和医院工作。

方笺内容

梅某，就诊于 1977 年 8 月 15 日。

白茅根五钱，紫草三钱，银花三钱，桑叶三钱，板兰根①四钱，贯仲②二钱，连翘三钱，白菊三钱，豆豉三钱，马勃三钱，竹茹三钱，大青叶三钱，元参三钱，杏仁三钱，前胡三钱。

紫雪（冲）五分。

① 板兰根：应为"板蓝根"。下同。
② 贯仲：应为"贯众"。下同。

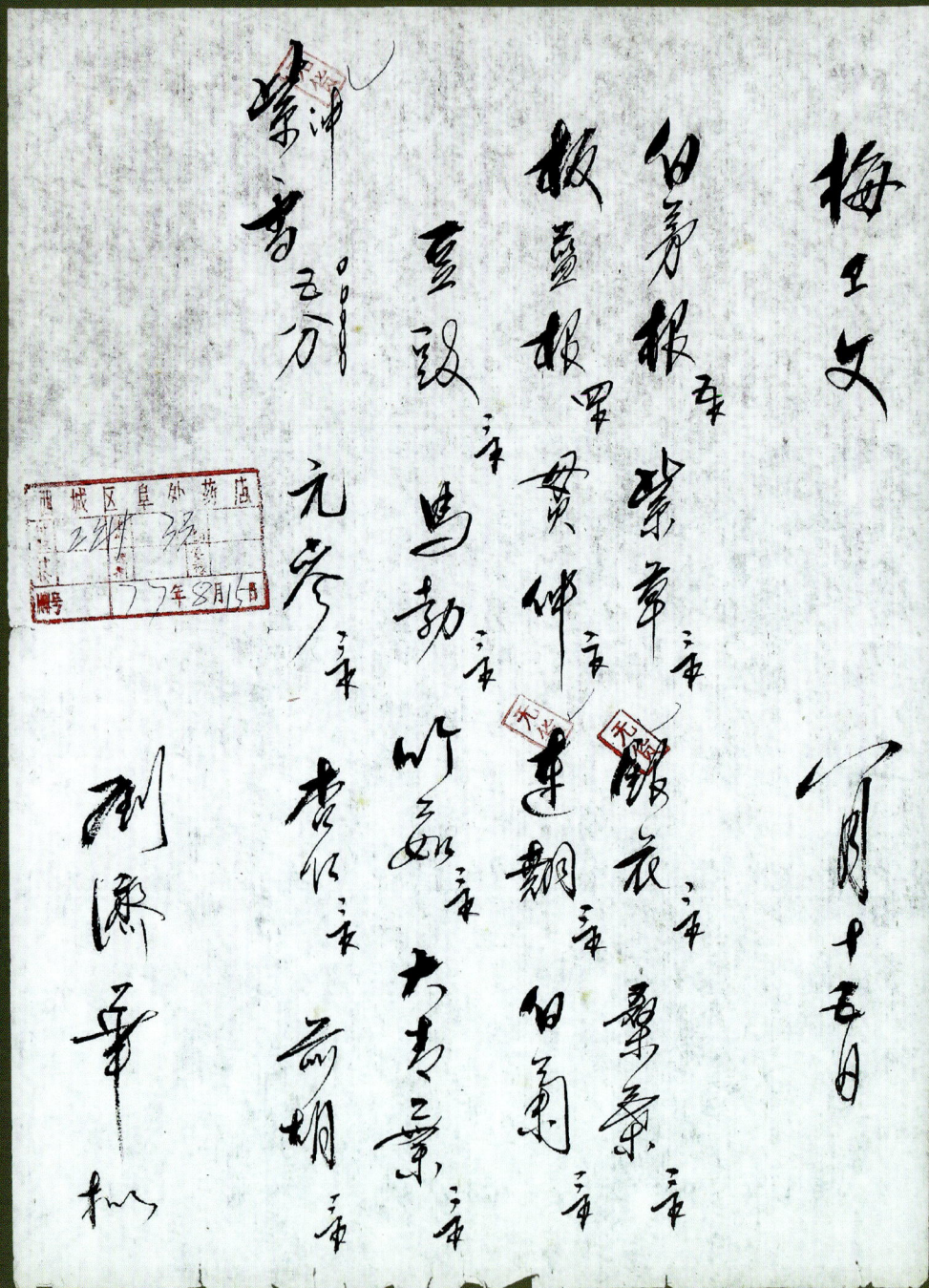

世医与子弟

据《京城国医谱》所载，民国时期在北京市能查到姓名的中医从业人员超过 1 100 位，但现在笔者团队能收集到方笺资料的中医已经很少了。《百年北京中医》将清末以后在京开业行医者分为 3 种，其中一种就是世医，即家传师承之医，外科多而儿科少，都有自身特色。本章收录了部分北京世医及其处方资料。

梁保和

梁保和（1876—1960），原名文藻，字荷汀。其祖父梁琦、父梁虹桥、子梁宗翰均以行医名于京城，可谓世家。20世纪20年代，梁保和于宣外大街校场口创办"中国医药专门学校"。

方笺内容

王某，男，24岁，就诊于1951年8月10日。

症初肝肺火盛，外受风寒，日久传里，闭塞肺气，乃化生热作嗽之恙，理应速效。脉弦迟。用和肝清肺、调气化寒、豁痰止嗽之法。

藿香二钱，苏子五分，条芩二钱，朱寸冬三钱，桔梗一钱，炙兜铃二钱，浙贝三钱，前胡一钱，炙杷叶三钱，炙桑叶二钱，枝仁①二钱，化橘红三钱，竹茹二钱，生姜二片。

---

① 枝仁：应为"栀仁"。

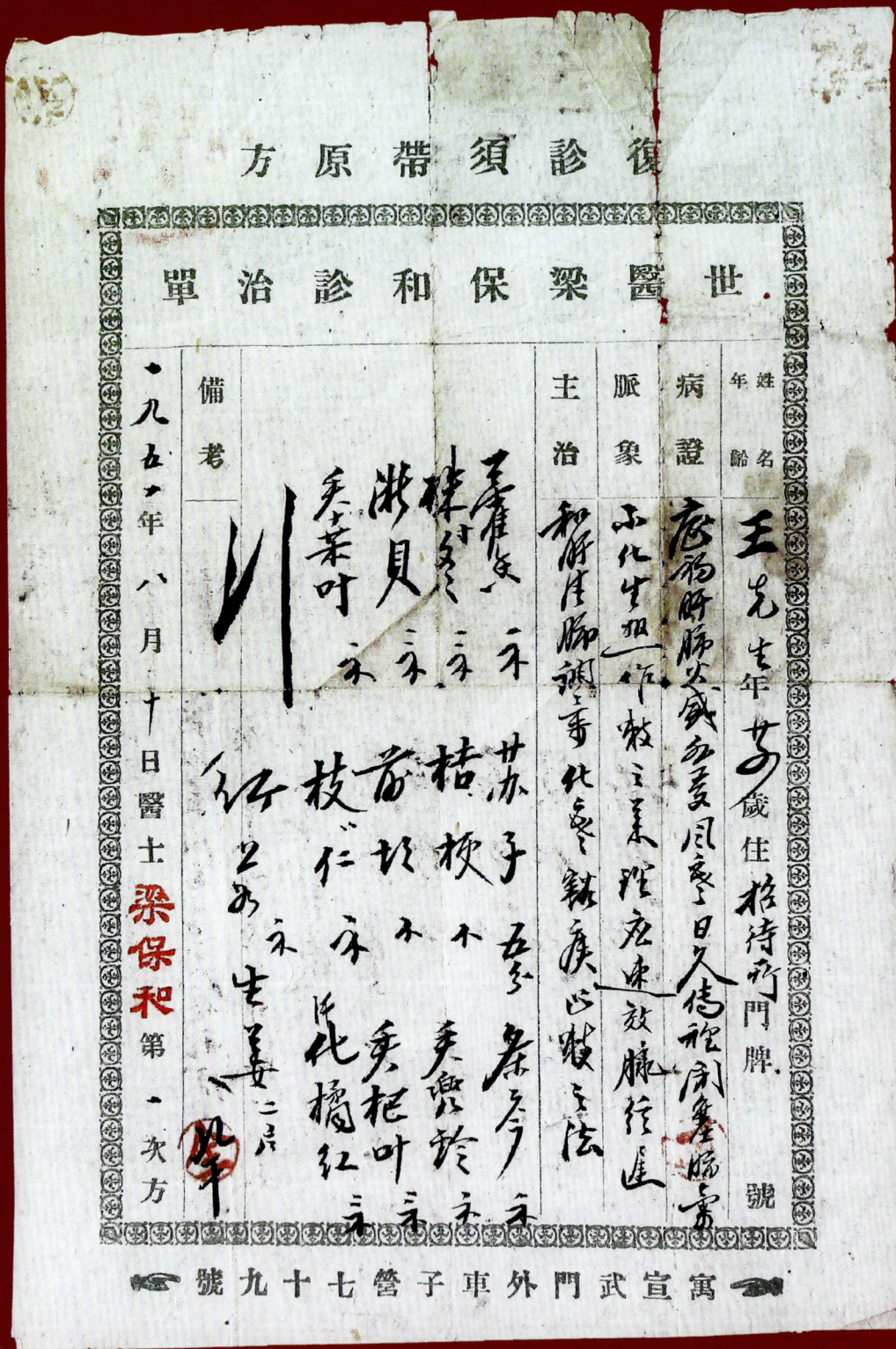

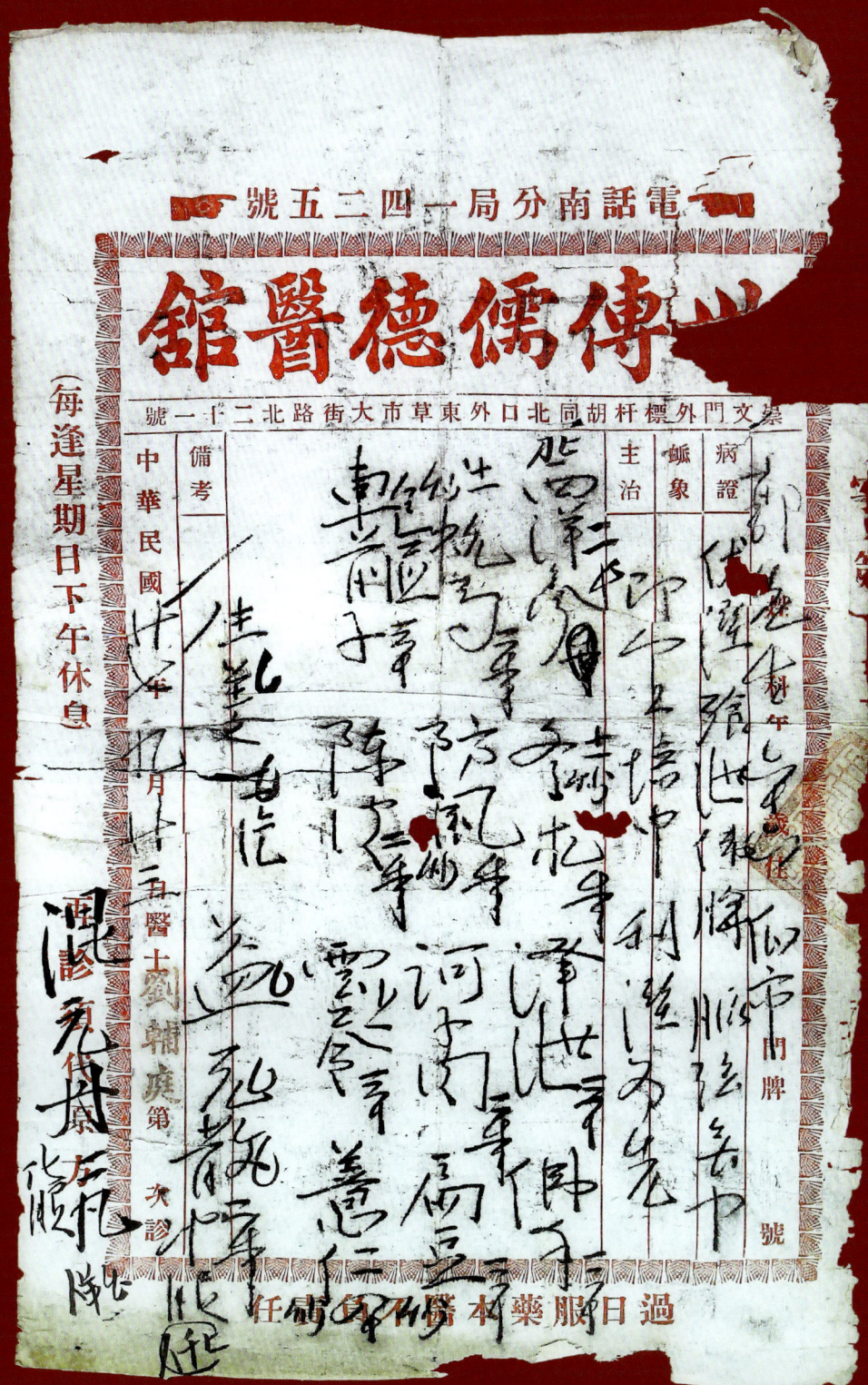

刘辅庭

　　刘辅庭（1884—1938），名沛卿，号爱生，江苏沛县人。自幼随父刘子英学医，开设"世传儒德医馆"，人称"标杆胡同刘辅庭"。1925年和1928年两次担任北京（北平）市卫生局国医考试委员会委员。刘辅庭教子行医之训："慈悲恻隐之心，智圆行方。"

　　刘辅庭一生忙于诊务，无暇著述，仅留其父手编遗作《温瘟热经》存世。

方笺内容

（一）方笺一

　　郭某，男，64岁，就诊于中华民国二十七年九月二十三日。

　　伏湿飧泄伤脾，脉弦无力，即以培中利湿为先。

　　北西洋参二钱，冬术（土炒）四钱，泽泄三钱，佛手三钱，杭芍（土炒）二钱半，防风（炒）一钱半，诃子肉二钱半，扁豆（炒）三钱，车前子（包煎）三钱，陈皮二钱，云苓三钱，薏仁（炒）四钱，生姜二片。

　　益元散二钱冲服，混元丹二丸化服。

（二）方笺二

陈某，12 岁，就诊于中华民国二十六年四月十六日。

瘟毒闷疹，病热不透，□□咽痛，为险候，以清解方。

金果榄三钱，连召[①]四钱，兰根三钱，蝉衣一钱半，山豆根二钱，双花三钱，僵蚕二钱，竺黄二钱，牛蒡子二钱，薄荷一钱，桑叶二钱，知母二钱，鲜芦根二尺。

加料：太极丸一丸化服。

---

① 连召：应为"连翘"。下同。

王少兰

医家介绍

　　王少兰（1884—1961），名雪筠，字少兰，浙江绍兴人。父亲王兰田于清同治年间自浙江进京行医，善治疮疡、时疫等。王少兰幼年既随父亲侍诊，佐理医务，21岁时于北京悬壶济世。

方笺内容

（一）方笺一

　　周某，34岁，男，就诊于1953年10月11日。

　　肺热湿痰未清，右脉滑数，议清肺理嗽去痰剂。

　　桑皮、叶各三钱，杏仁（炒）一钱，清夏[①]一钱，化橘红二钱，苏梗、叶各二钱，川贝一钱，覆花二钱，款冬二钱，鲜杷叶二钱，桔梗二钱，枳壳二钱，炙草一钱，荷梗一尺。

---

① 清夏：应为"清半夏"。下同。

（二）方笺二

常某，女，6个月，就诊于中华民国三十七年十二月三日。

疹毒未透，受风有内闭之象，身烧烦躁，多喘，疹见而暗，左指纹色红，议清化透疹解肌之法。

僵蚕一钱，防风五分，苏叶一钱，杏仁一钱，薄荷一钱，芥穗一钱，贝母一钱，桑皮（炙）一钱，牛子一钱，桔梗一钱，甘葛一钱，甘草一钱。

（三）方笺三

韩某，1岁，就诊于1951年12月15日。

再诊身烧有热，两颧红赤，咳嗽痰声，右指纹色红，议清热退烧防抽之法，属危重。

僵蚕二钱，甘葛一钱，苏叶一钱，杏仁一钱，蝉蜕一钱，牛子一钱，连翘一钱，桑皮一钱，薄荷一钱，桔梗二钱，银花一钱，甘草一钱。紫雪散五分，冲二次。

苏芝轩

　　苏芝轩（1891—1983），北京市朝阳区安定门外小关人，中医世家，受业于先祖名医苏联寿，世传雅号"苏一趟"。

方笺内容

（一）方笺一

　　和某，女。

　　肝胃有热，胸满颊痛之症。

　　连壳①一两，桔梗一两，川连三钱，栀子三钱，元参四钱，葛根四钱，生地一两，升麻二钱，薄荷三钱，甘草一钱，贝母四钱，麦冬一钱半，桑皮四钱，半夏三钱，杏仁四钱，大青叶四钱，板兰根四钱，牛蒡子四钱。引炙甘草二钱。

---

① 连壳：应为"连翘"。下同。

处 方 笺 处

门诊号数	姓名		
	陈章立		

症状及诊断

用法 | 方 | | 处

单价 | 味数 | 二

性别 | 男 已婚 未婚 | 籍贯

年龄 | 12 | 职业

住址 东单大街XX

一九五七年 叁月廿四日

中医诊所名称地址

中医师

北京中医学会印

（二）方笺二

陈某，男，12岁，就诊于1957年3月24日。

气血两亏，前病之久耗，或半身不通不移，耳聋不会话语，症重，服药有效再服。

贝母三钱，木通一钱，柴胡二钱，白芍三钱，白人参三分，赤芍二钱，川芎三钱，地龙（去土）二钱，石菖蒲二钱。引桃仁二钱、红花一钱。

杨艺农

杨艺农（1900—1969），自幼随父学医。1924 年，考核合格后正式在京挂牌行医。1956 年，受聘于北京中医医院，任儿科主任医师。

他的部分临床经验收载于《名老中医经验全编》。

方笺内容

胡某，男，3 岁，就诊于 8 月 10 日。

薄荷五分，芥穗一钱，甘草八分，苦梗一钱，黄芩一钱半，生栀一钱半，金艮花[1]二钱，连乔[2]二钱，鲜芦根五钱。

煎服，一剂。

[1] 金艮花：应为"金银花"。下同。

[2] 连乔：应为"连翘"。

余柏龄

医家介绍

医家介绍

余柏龄（1900—1980），籍贯河南，出身医学世家。据《新县文史资料》记载："他业余钻研中医，专门研究《伤寒论》。其著作《伤寒论文字考》在日本很有影响……解放后，柏龄行医，任北京市中医协会会员和中华医学会会员。"

方笺内容

王某，男，28 岁，就诊于 1956 年 9 月 30 日。

头胀疼、晕跳，脉浮弦已极，此头风已四年多，方用：

全蜈蚣九条，银花五钱，防风一两，秦艽一两。

附 余冠五

余冠五，生卒年不详，系余柏龄之弟。

方笺内容

（一）方笺一

严某，就诊于 1965 年 3 月 14 日。

麻黄三钱，桂枝四钱，川羌活三钱，白术五钱，附子一两，甘草三钱，怀牛膝七钱，大蜈蚣五条，全蝎三钱，鹿角霜七钱，生薏仁八钱，生姜四钱，生黄芪五钱，口赤芍一两。

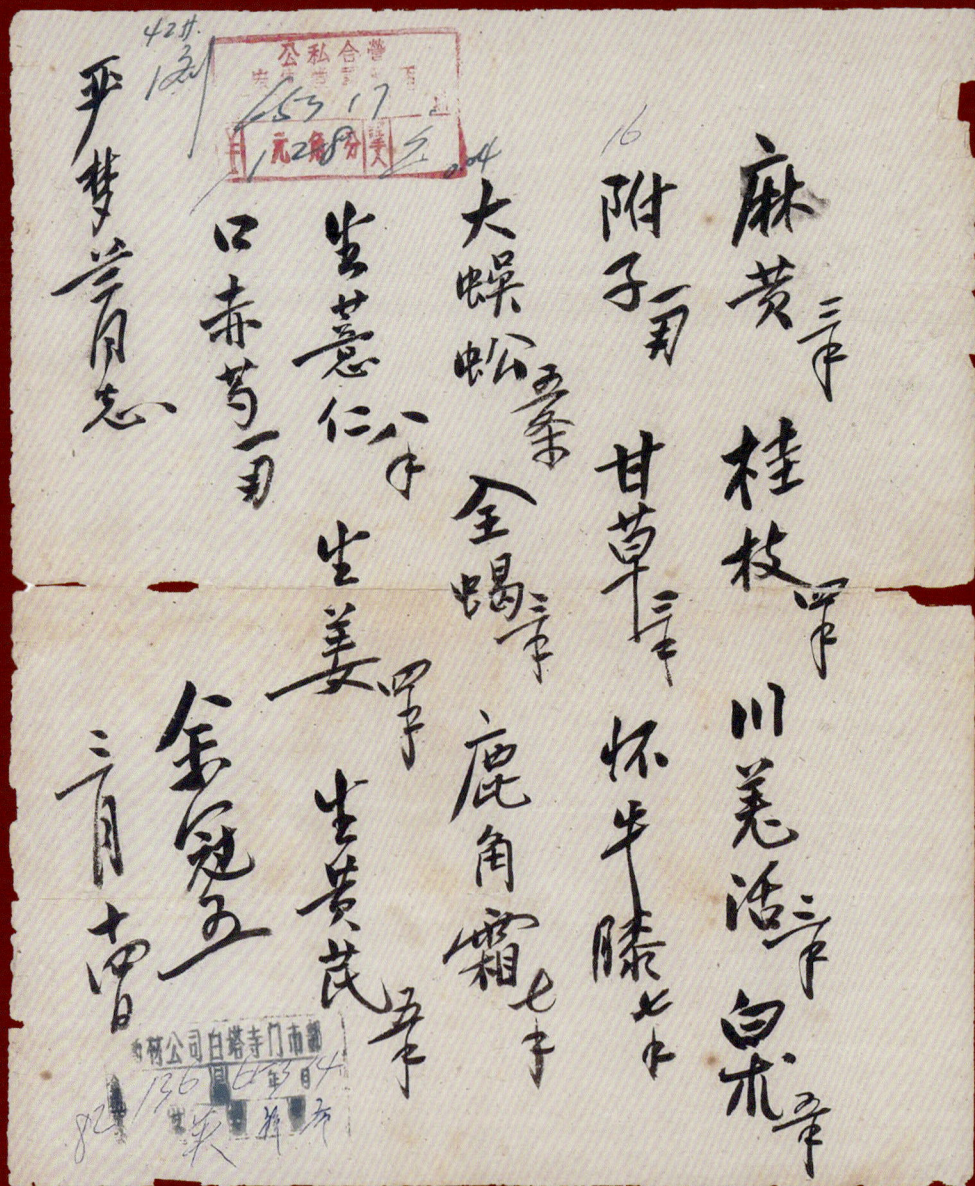

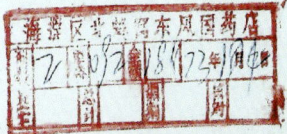

（二）方笺二

赵某，就诊于 1973 年 10 月 2 日。

杏仁四钱，桂枝三钱，五味子三钱，干姜一钱，赤芍三钱，清半夏三钱，白术六钱，甘草五钱，生鸡内金三钱，细辛一钱，麻黄二钱，泽泻四钱，云苓七钱，川贝母三钱。

陆石如

陆石如（1902—1979），出生于中医世家，幼年随父陆莜香、叔父陆仲安习医。1920 年，开业行医。1954 年，在北京市第三医院中医科工作。1960 年，调入北京同仁医院，任中医科主任。

他的部分临床经验收载于《名老中医经验全编》。

方笺内容

（一）方笺一

张某，男，34 岁，就诊于 1955 年 11 月 25 日。

拟方以调□□和肝为法。

生杭芍五钱，肥玉竹五钱，黄郁金一钱，香附子一钱半，鸡内金三钱，枸杞子一钱半，麦门冬三钱，金石斛三钱，远志肉二钱，润元参三钱。

水煎服。

（二）方笺二

陈某，男，49岁，就诊于1953年3月5日。

脉弦有力，两关较实，是肝热胃中有滞之象，于酒劳之后，目视不良，是热上蒸所致，议以平退和肝培阴法。

生杭芍三钱，代赭石（先煎）三钱，润元参三钱，白蒺藜三钱，旋覆花（布包）二钱半，鲜石斛（先煎）三钱，杭甘菊二钱，知母二钱半。

水煎服。

房芝萱

房芝萱（1909—1983），出身于中医外科世家，祖父房兴桥为清代御医，父房少桥、叔房幼桥、幼桥子嗣房世鸿（1913—1986）均为北京外科名医。

著有《房芝萱临床经验汇编》。他的部分临床经验收载于《名老中医经验全编》。

方笺内容

李某，女，就诊于九月二十四日。

两关洪逆尺小，病肝火结胸，宜清肝宽膈之药。

三棱一钱，莪术一钱，槟榔一钱，青皮（炒）三钱，枳壳（炒）三钱，厚朴一钱，柴胡三钱，当归三钱，桃仁（炒）三钱，红花三钱，焦查① 三钱，陈皮三钱，甘草一钱半，腹皮二钱，连翘三钱，蒌仁三钱，广木香三分。

二十六日关实而不洪，右寸浮。

（上方）去槟榔、厚朴、广木香，加干葛三钱、白芥子（炒捣）三钱、莱菔子一钱。

---

① 焦查：应为"焦山楂"。下同。

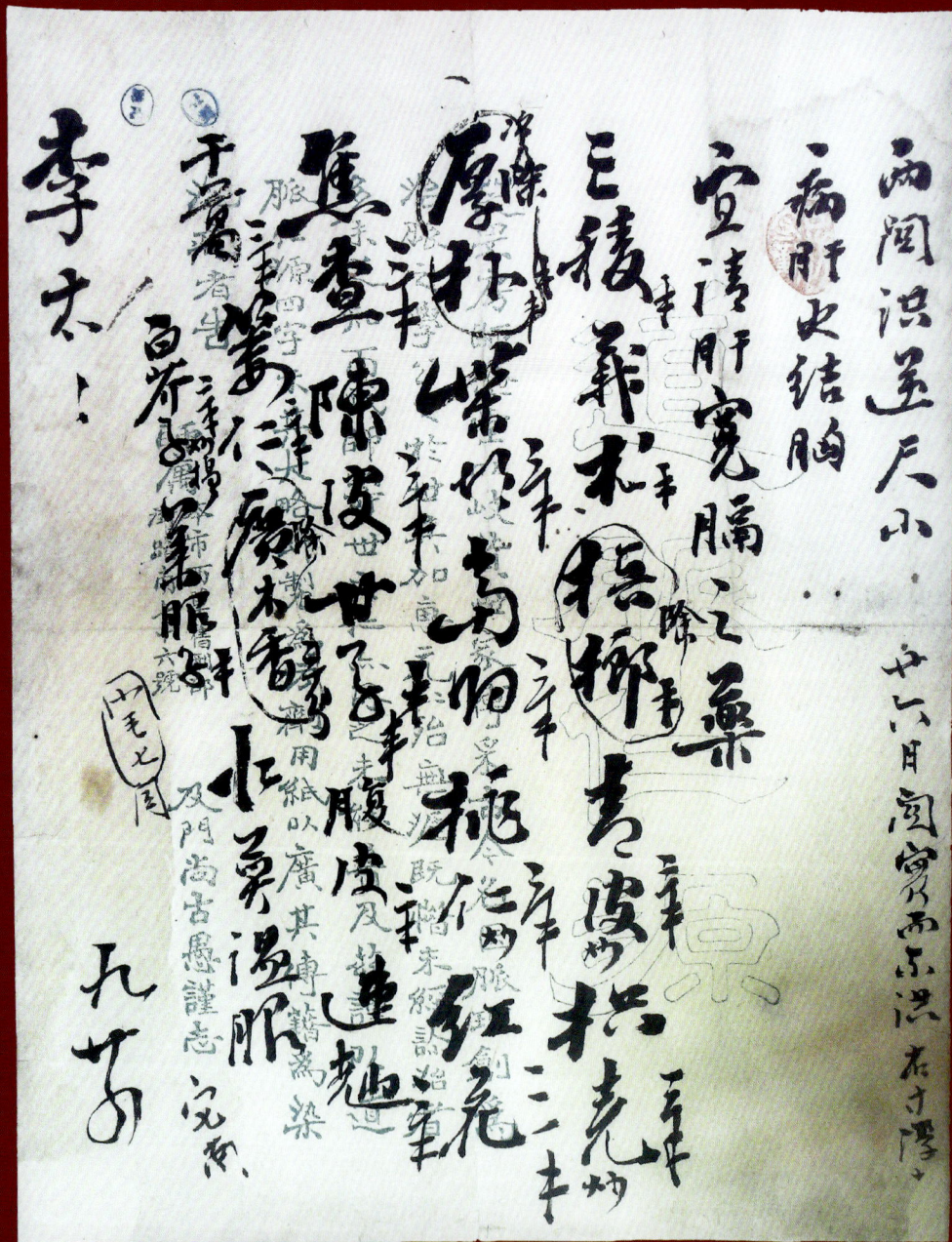

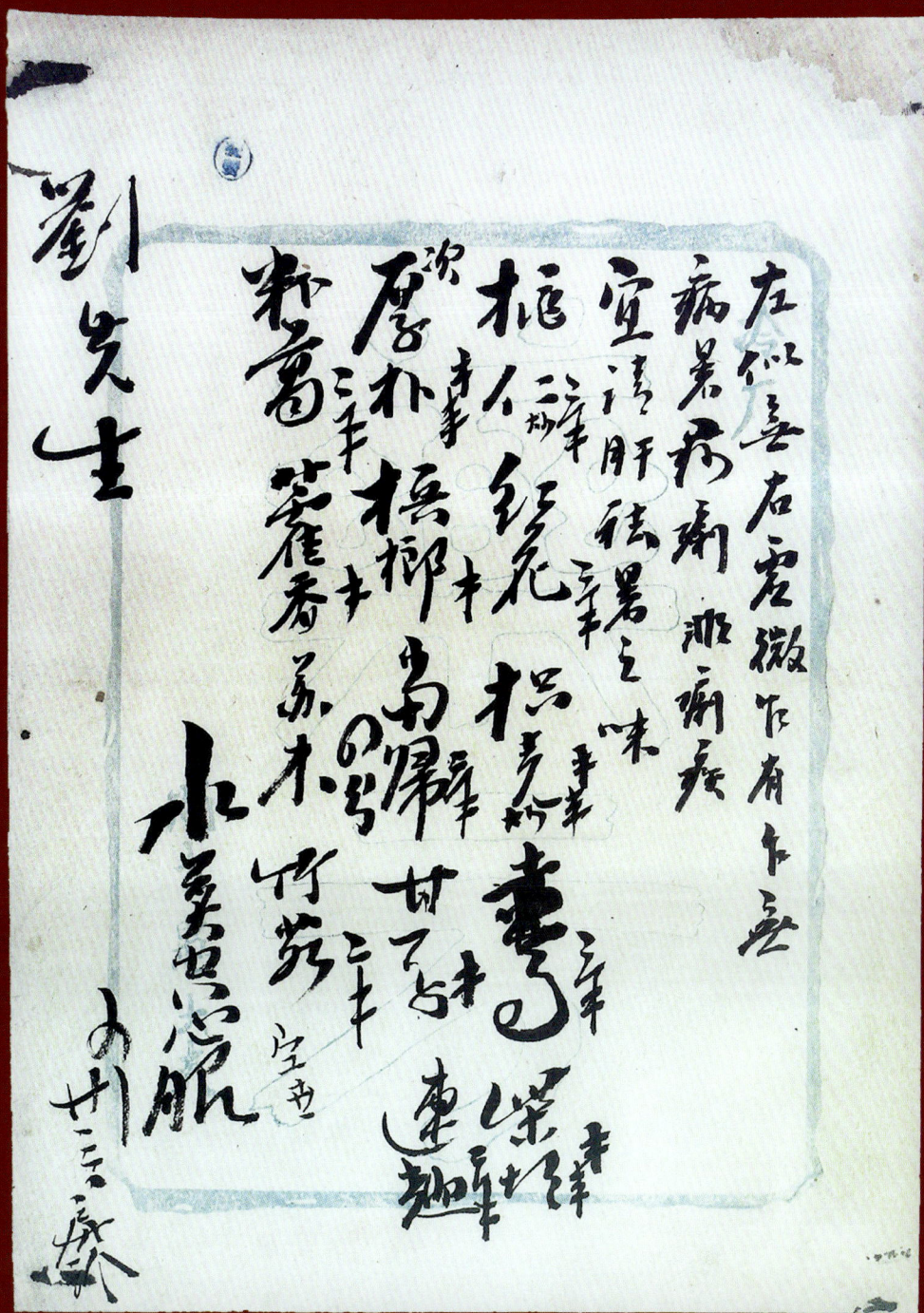

附 尚古愚

医家介绍

尚古愚，初为房家弟子，中华人民共和国成立后，跟随针灸名医杜维诚学习针灸并成为北京中医学会针灸委员会委员，随后进入卫生部中医研究院，又跟随四川进京名医王朴诚学习儿科，后去山西医学院第一附属医院中医科工作。

方笺内容

刘某，男，就诊于五月二十三日。

左似无，右虚微，乍有乍无，病暑痧痢非痢疾，宜清肝祛暑之味。

栀仁（炒）三钱，红花三钱，枳壳（炒）一钱半，赤芍三钱，柴胡一钱半，次厚朴一钱半，槟榔一钱，当归三钱，甘草一钱，连翘三钱，粉葛三钱，藿香一钱，苏木四分，竹茹二钱。

水煎，空心服。

方鸣谦

方鸣谦（1910—1987），8岁随父来北京，初拜师胡佩衡学国画，拜周希丁学篆刻，曾入北京造型美术学校专攻书法、绘画，后随其父方伯屏（1891—1948）习医。20岁时以北平第一名的成绩考取中医师资格，后十余年一直侍诊于其父左右，研习中医临证各科。1948年，悬壶出道。

代表论著有《论对证下药与详辨以求》《关于"论数脉"的学习纪详》《古通关法外治小便不通有效》《补中益气汤临床功效十种》等。

方笺内容

谢某，男，就诊于八月二十二日。

证案详记病历，兹仅录方配服。

熟地黄三钱，山萸肉一钱半，干石斛二钱，五味子一钱，石菖蒲一钱半，远志一钱，炒枣仁二钱，川巴戟二钱，生、炙黄芪各四钱，细人参一钱半，麦冬一钱，老桑枝二钱，伸筋草二钱，枸杞子二钱，生姜三片。

水煎服。四剂，服次如前。

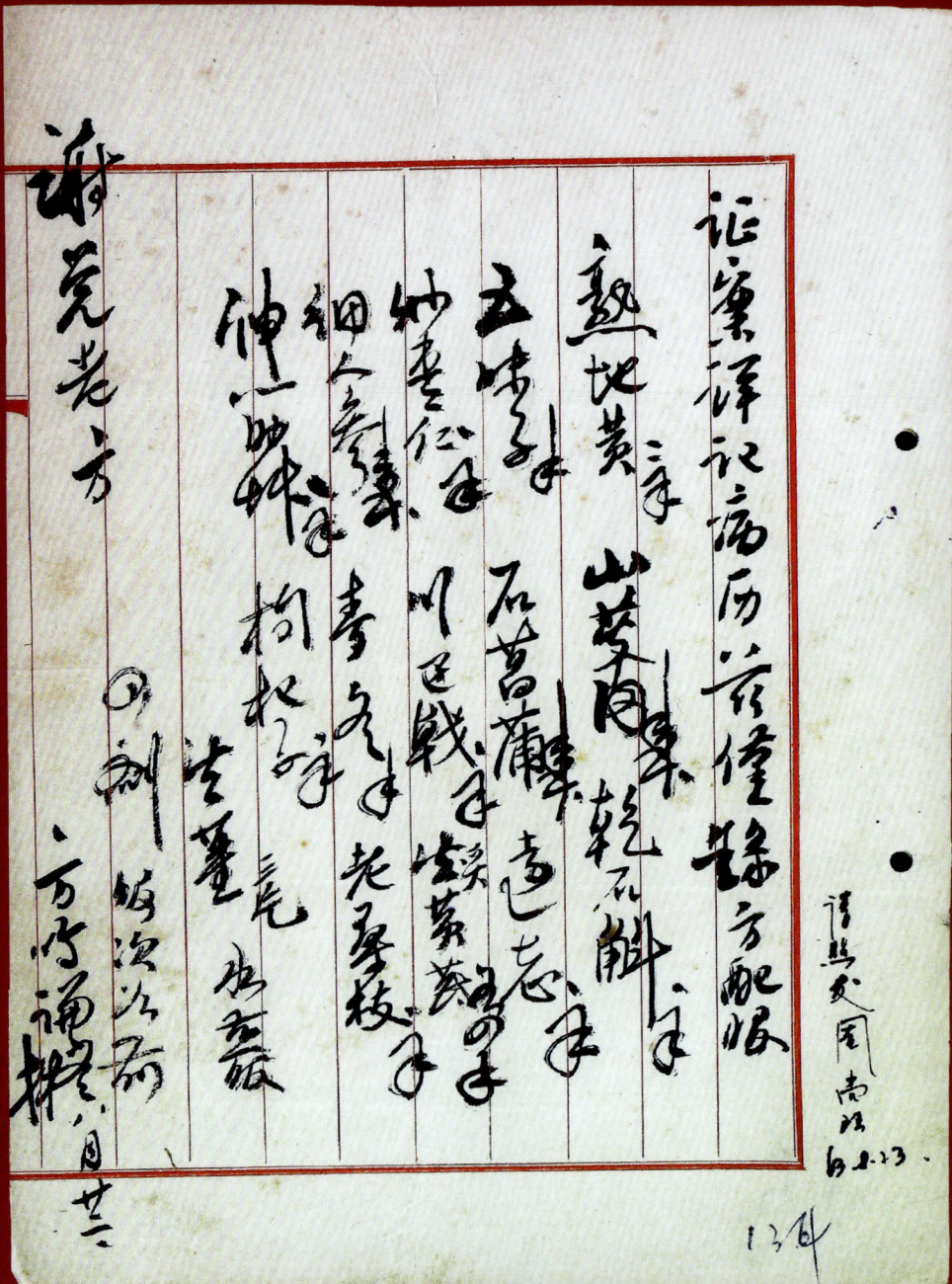

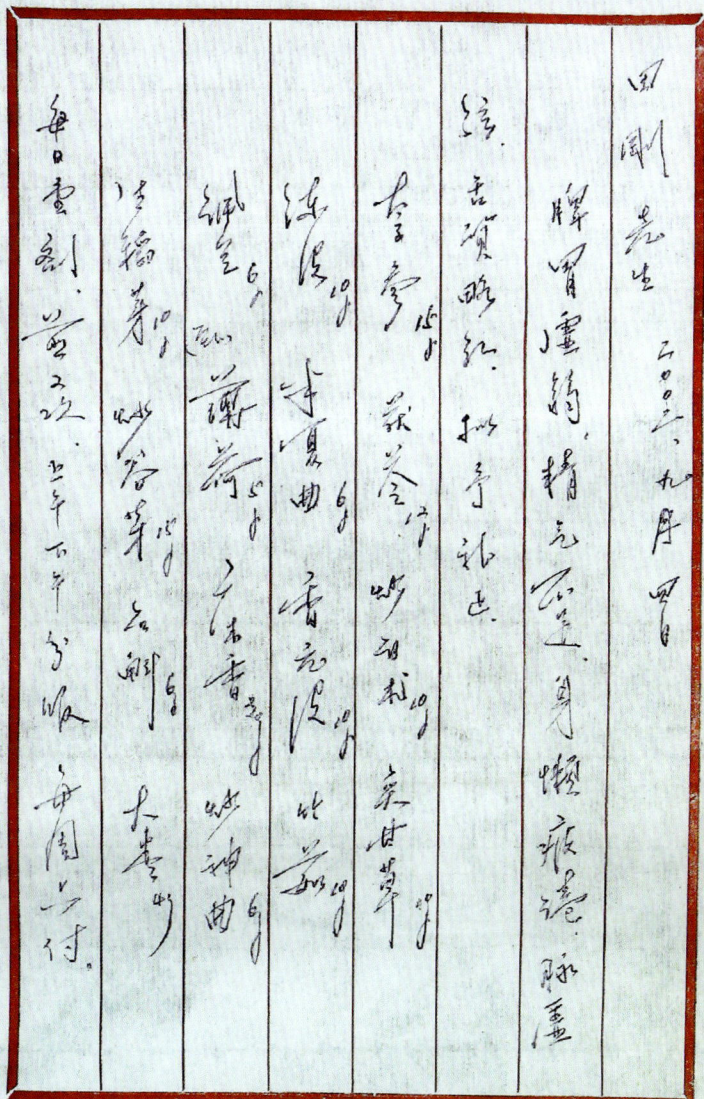

附 方和谦

医家介绍

方和谦（1922—2009），方鸣谦之弟，获评首届国医大师。

方笺内容

田某，男，就诊于2002年9月4日。

脾胃虚弱，精气不足，身懒疲倦，脉虚弦，舌质略红，拟予补中。

太子参15 g，茯苓12 g，炒白术10 g，炙甘草10 g，陈皮10 g，半夏曲6 g，香元皮[①]16 g，竹茹10 g，佩兰6 g，薄荷（后下）5 g，广木香3 g，炒神曲6 g，生稻芽10 g，炒谷芽15 g，石斛6 g，大枣4个。

每日1剂，煎2次，上午、下午分服，每周6付，共服12剂。

---

① 香元皮：应为"香橼皮"。

王鹏飞

王鹏飞（1911—1983），其祖父王润吉与父亲王子仲都是北京著名儿科医生。1927年，王鹏飞毕业于北京民国大学，尔后随父习医。1933年，始开业行医。1954年，由北京市卫生局分配到儿童医院中医科工作，享有"小儿王"的美称。

著有《王鹏飞儿科临床经验选》。他的部分临床经验收载于《名老中医经验全编》。

方笺内容

（一）方笺一

安某，女，4岁，就诊于1959年5月3日。

脾胃不和，停滞日多，时常胸腹疼，口干，小水黄。

茯苓三钱，木香一钱，荔枝核三钱，杭芍三钱，川朴一钱，炙草一钱，化红二钱。

（二）方笺二

阴某，6 岁。

素有喘病，肺胃蕴热，受凉咳嗽，痰多夜重。

银杏三钱，紫苑三钱，斗铃[①]二钱，苏子一钱半，乌梅三钱，川朴一钱，青代[②]（布包）一钱。

---

① 斗铃：应为"马兜铃"。

② 青代：应为"青黛"。

关幼波

医家介绍

关幼波（1913—2005），16 岁随父关月波学医。关月波系晚清至民国时期北京名医，诊所名为"乐道堂"。1950 年，关幼波加入中医联合诊所。1956 年，受聘到北京中医医院工作，曾任内科主任、副院长、院顾问等职务。

著有《关幼波临床经验选》。后人整理的著作有《关幼波论肝病》。他的部分临床经验收载于《名老中医经验全编》。

方笺内容

（一）方笺一

李某，就诊于九月十九日。

藿香三钱，桔红① 三钱，川连二钱，川厚朴二钱，茵陈五钱，杭芍一两，香附三钱，广砂仁一钱半，杏仁三钱，佩兰三钱，木瓜四钱，保和丸三钱，生姜一钱，酒芩三钱，腹皮四钱。

---

① 桔红：应为"橘红"。下同。

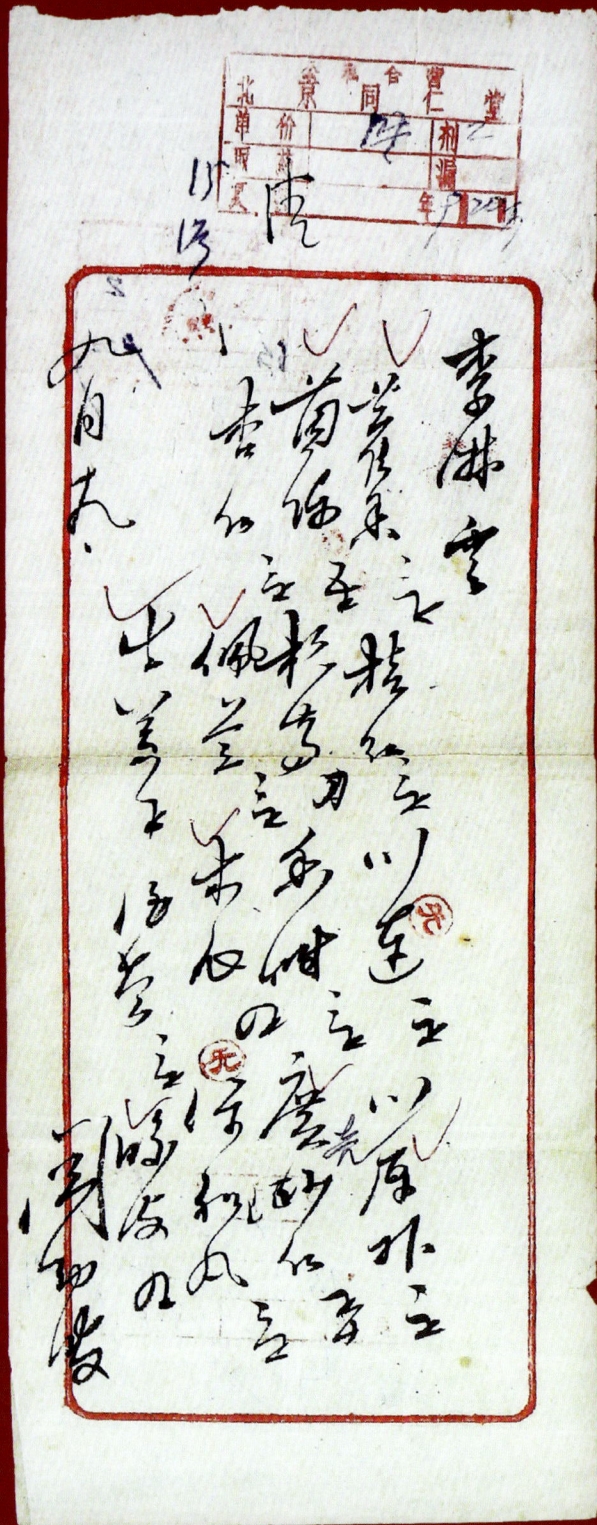

（二）方笺二

李某，就诊于九月二十五日。

药后食欲好转，精神转佳，有时肝区微痛，脉沉弦，舌苔白。再以养血柔肝、开胃和中之剂。

台党参四钱，杏仁三钱，川连一钱半，保和丸三钱，藿香叶三钱，桔红三钱，香附三钱，酒元胡三钱，绵茵陈四钱，杭芍一钱半，砂仁一钱半，紫地丁一钱半，生姜一钱，生草一钱半。

（三）方笺三

李某，就诊于 1962 年 7 月 21 日。

药后左半身运动已有明显进步，尚未瘳痹，脉沉弦，舌苔白。拟散风活血、通络镇惊法。

净全蝎一钱，全蜈蚣二条，次生地三钱，粉丹皮三钱，炒姜蚕①一钱，省头草二钱，赤、白芍各三钱，九菖蒲三钱，嫩勾藤二钱，生石决四钱，南红花二钱，宣木瓜三钱，金钗花一钱半，川石斛四钱，六木通一钱半，炒川柏二钱。

---

① 姜蚕：应为"僵蚕"。下同。

智圆行方　燕京医学名家处方手迹藏臻

王友虞

医家介绍

　　王友虞（1915—2005），河北三河人，其先祖王履是明代的御医和书画家，他的作品《华山图》被收藏于北京故宫博物院。清康熙至光绪年间，王氏家族历经六代御医传承。王友虞祖父王和任太医院院判，是李氏太极拳的第四代传人。王友虞曾就职于中国中医研究院针灸研究所。

　　编写过《中医基础学讲义》《金匮讲义》《难经讲义》等教材。

方笺内容

（一）方笺一

　　某患者，男，42 岁，就诊于 1957 年 3 月 23 日。

　　证详病历。燥热上冲之鼻衄，拟清热润燥之剂。

　　鲜生地五钱，鲜茅根五钱，大元参三钱，荷叶炭三钱，鲜石斛三钱，枯黄芩三钱，大青叶一钱，金银花四钱，白菊花四钱，酒栀子一钱半，川连七分。

　　水煎服。

世医与子弟

103

北京市东城区育羣胡同中医联合诊所处方笺

（二）方笺二

张某，女，47 岁，就诊于 1970 年 7 月 22 日。

用化湿热之法。

杏仁三钱，茯苓五钱，焦苡米五钱，鲜佩兰五钱，白叩①二钱，厚朴二钱，泽泻三钱，川柴胡三钱，半夏三钱，木通二钱，车前子、滑石粉（布包）各五钱。

三付，水煎服。

---

① 白叩：应为"白蔻"，即白豆蔻。下同。

智圆行方　燕京医学名家处方手迹藏臻

魏存心

魏存心，生卒年不详，以外科见长。曾开设敬一堂，地址在东安门外大阮府胡同19号。

刘某，男，31岁，就诊于中华民国十九年十月七日。

病脉沉数。毒热内伏，气滞腿痛，小腹痛肿之原。

再宜清解败毒、行气止痛消肿之品主治。

冲天草二钱，净连翘二钱，蒲公英二钱，鲜生地三钱，金银花二钱，黑元参三钱，当归尾二钱，粉丹皮二钱，云苓片三钱，细木通二钱，赤、白芍各二钱，醋昆布二钱，宣木瓜二钱，淮牛夕①二钱，京桃仁（去尖）二钱，大腹皮一钱五分，甘菊花二钱，乳、没各二钱。

---

① 牛夕：应为"牛膝"。下同。

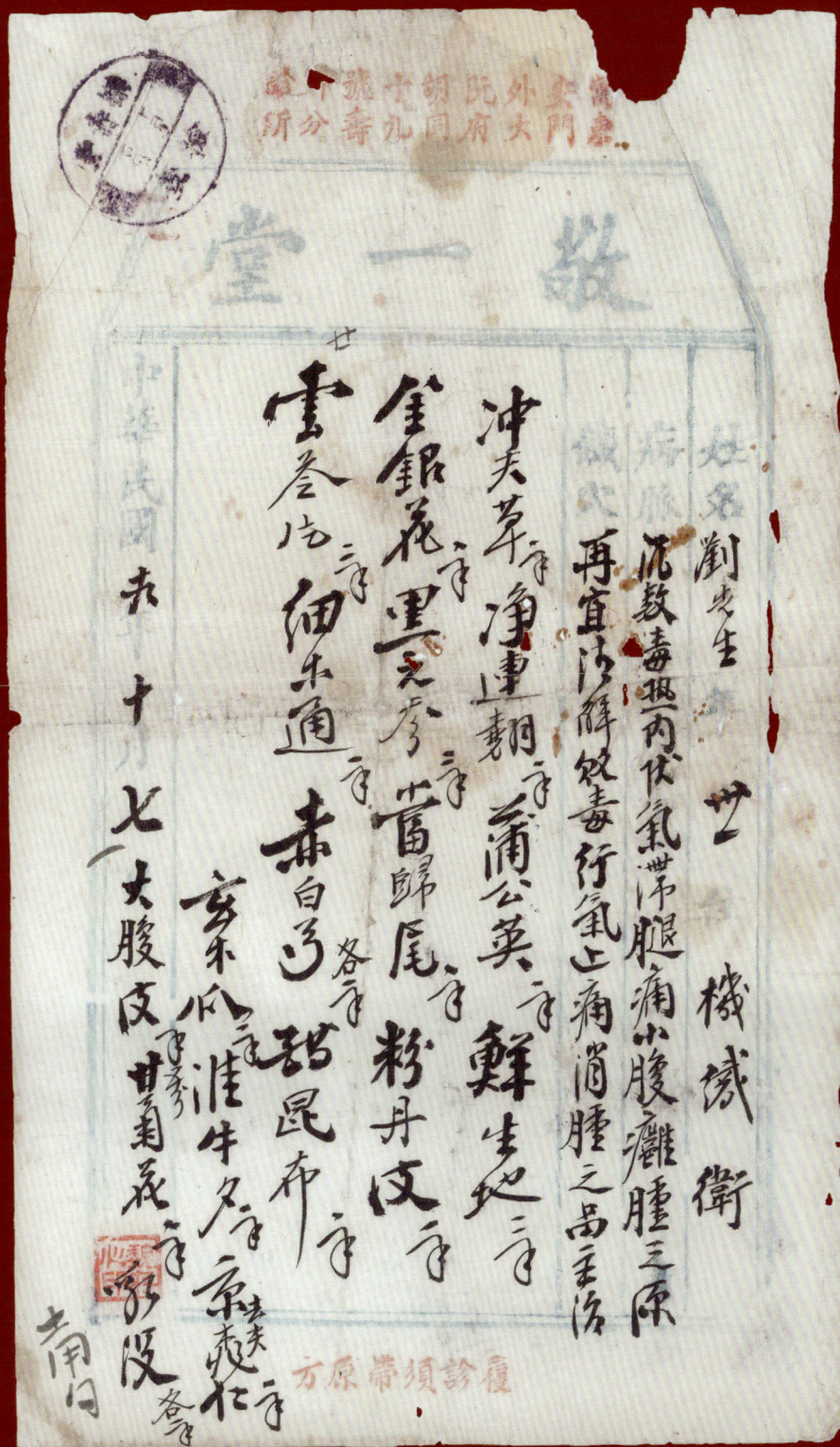

附一 魏秉钧

魏秉钧，生卒年不详，与魏存心同在敬一堂医馆出诊，应是一家。

方笺内容

刘某，男，31岁，就诊于中华民国十九年十月五日。

病脉沉数。气滞肝郁以致腋处肿痛、腿疼之原。

速宜平肝、行气、清化、消肿、止痛之品挽治。

淮生地三钱，黑元参二钱，醋昆布二钱，当归尾二钱，玄木瓜二钱，赤、白芍各二钱，金银花二钱，淮牛夕二钱，粉丹皮二钱，细木通二钱，蒲公英二钱，肥僵蚕二钱，连翘壳二钱，京桃仁（去尖）二钱，乳、没各二钱，大腹皮一钱五分，花粉二钱，夏枯草二钱。

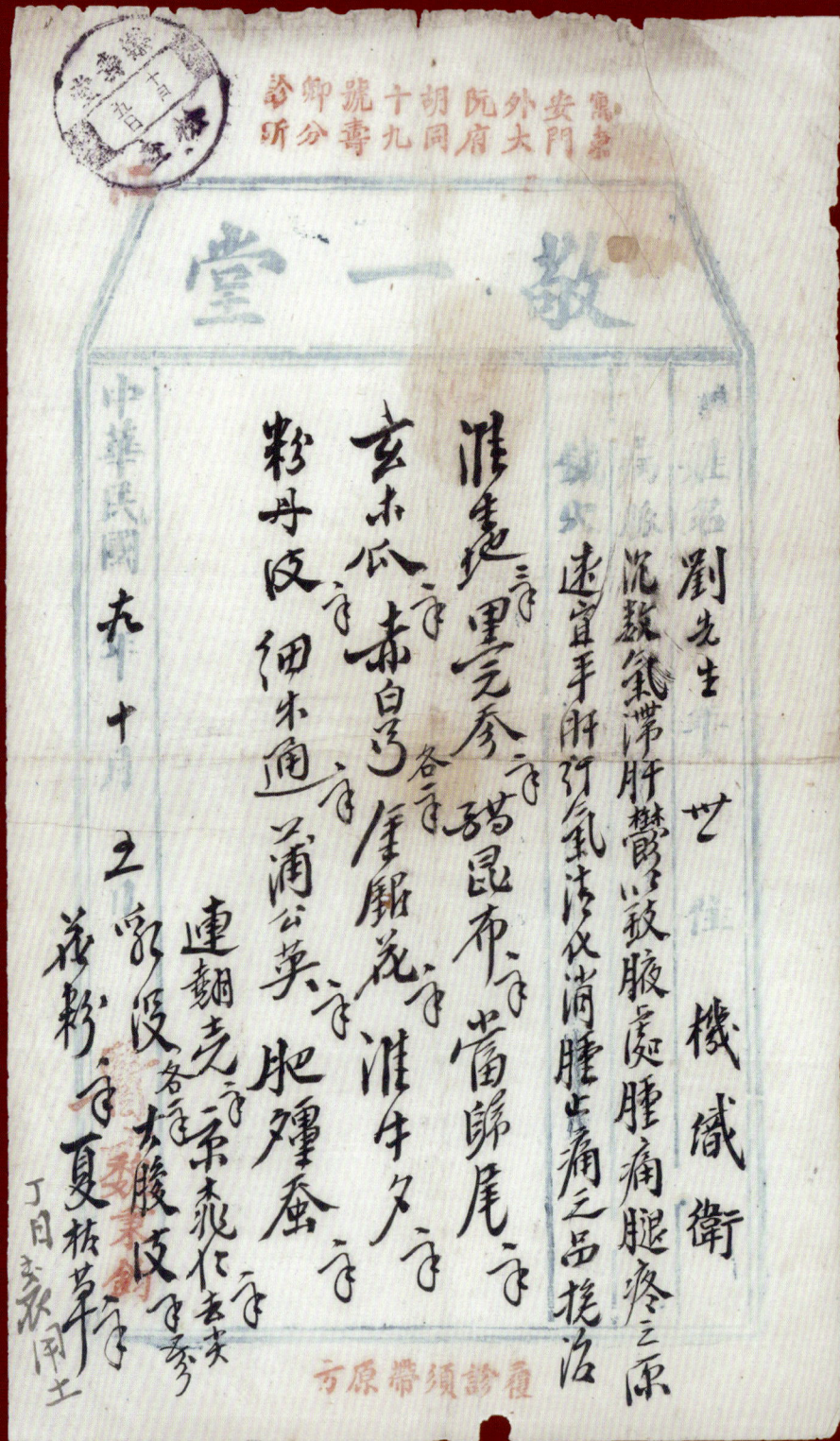

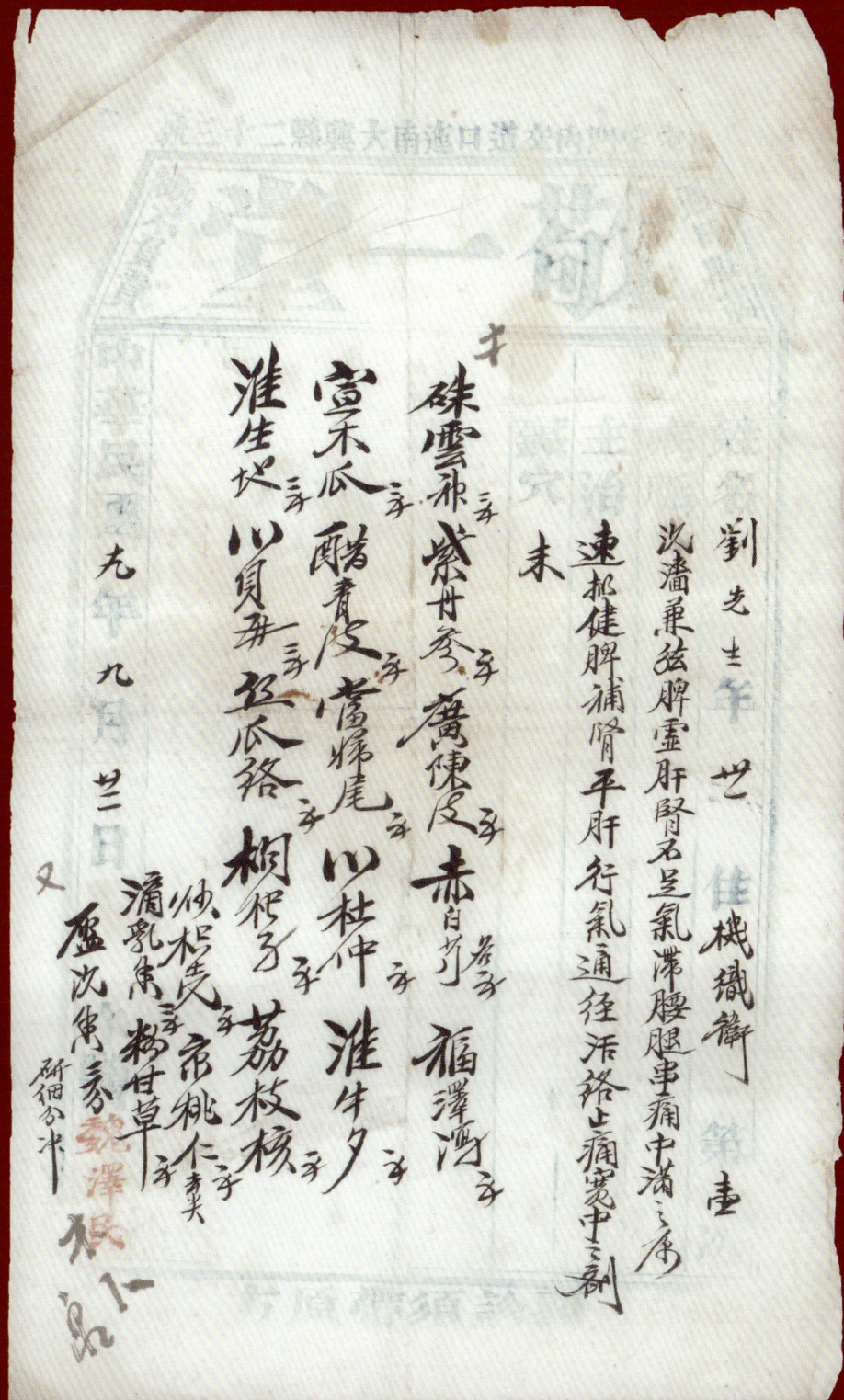

附二 魏泽民

医家介绍

魏泽民，生卒年不详，与魏存心同在敬一堂医馆出诊，应是一家。

方笺内容

刘某，男，31岁，就诊于中华民国十九年九月二十二日。

病脉沉涩兼弦。脾虚，肝肾不足，气滞，腰腿串痛、中满之原。

速拟健脾补肾、平肝行气、通经活络、止痛宽中之剂。

针穴未。

朱云神三钱，紫丹参二钱，广陈皮二钱，赤、白芍各二钱，福泽泻二钱，宣木瓜三钱，醋青皮二钱，当归尾二钱，川杜仲二钱，淮牛夕二钱，淮生地三钱，川贝母三钱，丝瓜络二钱，枸杞子二钱，荔枝核二钱，炒枳壳二钱，京桃仁（去尖）二钱，滴乳香三钱，粉甘草二钱，盆沉香（研细分冲）三分。

叁 世医与子弟　107

张荣增

张荣增，生卒年不详，四代祖传世医。曾在护国寺街棉花胡同47号出诊。擅长治疗内科、妇科、儿科、喉科疾病，又长于正骨、针灸。中华人民共和国成立后，就职于中国人民解放军海军总医院。

方笺内容

张某，就诊于七月十六日。

头晕腹疼，再拟为清眩和胃法。

杭菊花二钱，炒枳壳二钱，甘草二钱，明天麻三钱，生白芍三钱，乌药二钱，双钩藤三钱，花槟榔三钱。

水煎服。

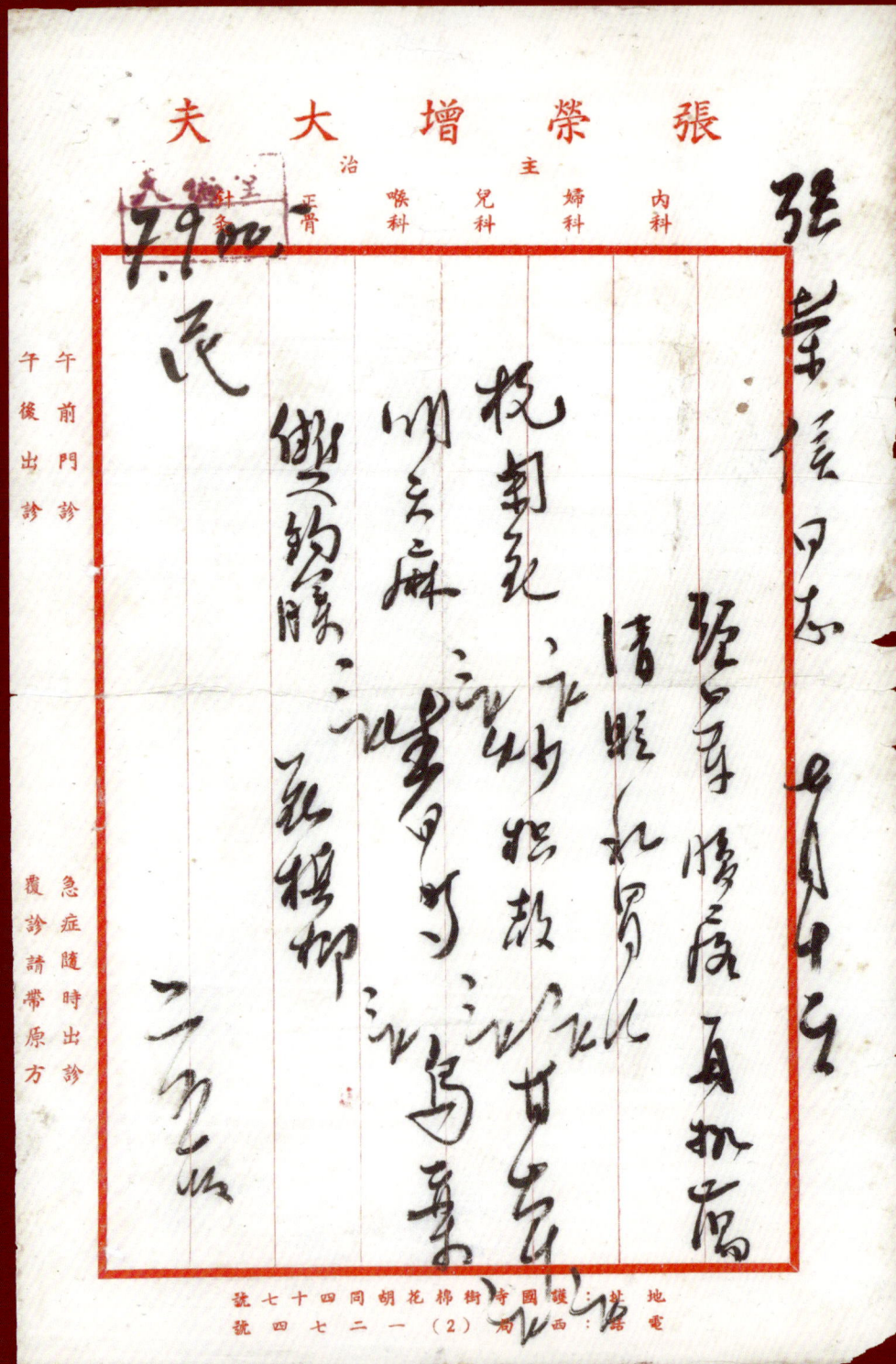

王聘卿

医家介绍

　　王聘卿，生卒年不详，据说是清代名医王清任后裔。《吉林市文史资料》（第10辑）载："王聘卿为河北玉田人，自言名医王清任后裔，善用《医林改错》之三个逐瘀汤，在朝鲜族民众中享有盛誉。伪满时期曾任县①汉医支会长。"后返京为医，中华人民共和国成立后，在北京市东城区育群胡同中医联合诊所工作。

方笺内容

　　韩某，女，成年，就诊于1968年10月14日。

　　西查②子宫后倾。经量微少，未行腹胀。

　　红花三钱，香附三钱，茴香三钱，炒姜二钱，生卜黄③三钱，灵脂三钱，坤草六分，没药五分，赤芍三钱。

　　四付，水煎服。

---

① 县：指当时的磐石县，即今磐石市。

② 西查：指西医查体结果。

③ 生卜黄：应为"生蒲黄"。

王少清

　　王少清，生卒年不详，北京世医。坐诊于北京地安门外大街鼓楼前路东仁一堂国药店。

方笺内容

　　高某，男，30 岁，就诊于 1953 年 8 月 23 日。

　　肝克脾胃以致食欲不振，食后胃胀、腹胀，右肋疼、腰疼，拟以平肝健脾和胃法治之。

　　川厚朴一钱半，广陈皮三钱，大白芍三钱，云苓三钱，焦砂仁一钱半，炒枳壳二钱，大西党三钱，白术三钱，焦槟榔二钱，焦内金二钱，建神曲二钱，木香五分，炙甘草一钱。

刘延龄

医家介绍

刘延龄，生卒年不详，毕业于北平国医学院。出身于北京七世医家，擅长治疗妇科、儿科、内科疾病。中华人民共和国成立后开设延龄诊所，位置由沙滩1号搬往地外大街52号。

方笺内容

王某，女，23岁，就诊于1955年6月15日。

连服前方，症象逐渐恢复，第阴分尚虚、肝阳盛，再拟养阴柔肝之剂为丸以调理之。

石决明（生）一两半，旋覆花五钱，生牡蛎、生龙齿各六钱，盐知、柏各五钱，珍珠母（生）一两半，生赭石五钱，杜仲炭八钱，川牛膝、川草薢各三钱，全当归五钱，莲子心三钱，桑寄生一两，真川芎三钱，炒杭芍五钱，鹿角胶三钱，夜交藤一两半，生地炭五钱，真血珀八分。

上药共研细末，炼蜜为小丸，朱砂为衣，每早、晚空腹时白开水送下三钱。

肆 良医与济世

北京在清代为国都，在北洋政府时期也是国都，即便到了民国中后期也是非常重要的一个城市，因此在北京经常有人在"不为良相，便为良医"的感召之下，或自学、或拜师、或求学以转行业医，达到身在民间而依旧能利泽苍生的目的。这些医家的加入，也大大提升了北京的医疗水平，如"京城四大名医"中的萧龙友、孔伯华、施今墨均是转行行医的代表。本章就收录了一些转行而来在京行医的中医及其方笺。

澹然山人

澹然山人，生卒年不详，系晚清举人弃官在京城为医。1919年10月19日的《顺天时报》载其医例云："澹然山人以清名孝廉观察河南，旋即归隐，研究医学，深得奥旨，古今方书，无所不读，累年往进京汉间多所救活，同人因挽留在京，悬壶济世。"

方笺内容

周某，就诊于戊年正月初九日。

六脉俱平，主阴阳两补，盖导行天癸，宜逍遥散合芪归汤加减。

醋炒柴胡二钱，煅牡蛎三钱，生杭芍三钱，当归（酒）一钱，炙黄者三钱，米炒台党三钱，焦白术三钱，制香附二钱，川芎一钱，酒丹皮二钱，女贞子三钱，酒生地三钱，稽豆皮三钱，芥炭（炒）二钱，生甘草一钱，米炒麦冬一钱，延胡索一钱五分，鸡血藤胶三钱，蛤粉炒阿胶三钱，陈米一撮，上桂五分。

可常服此方或加减。

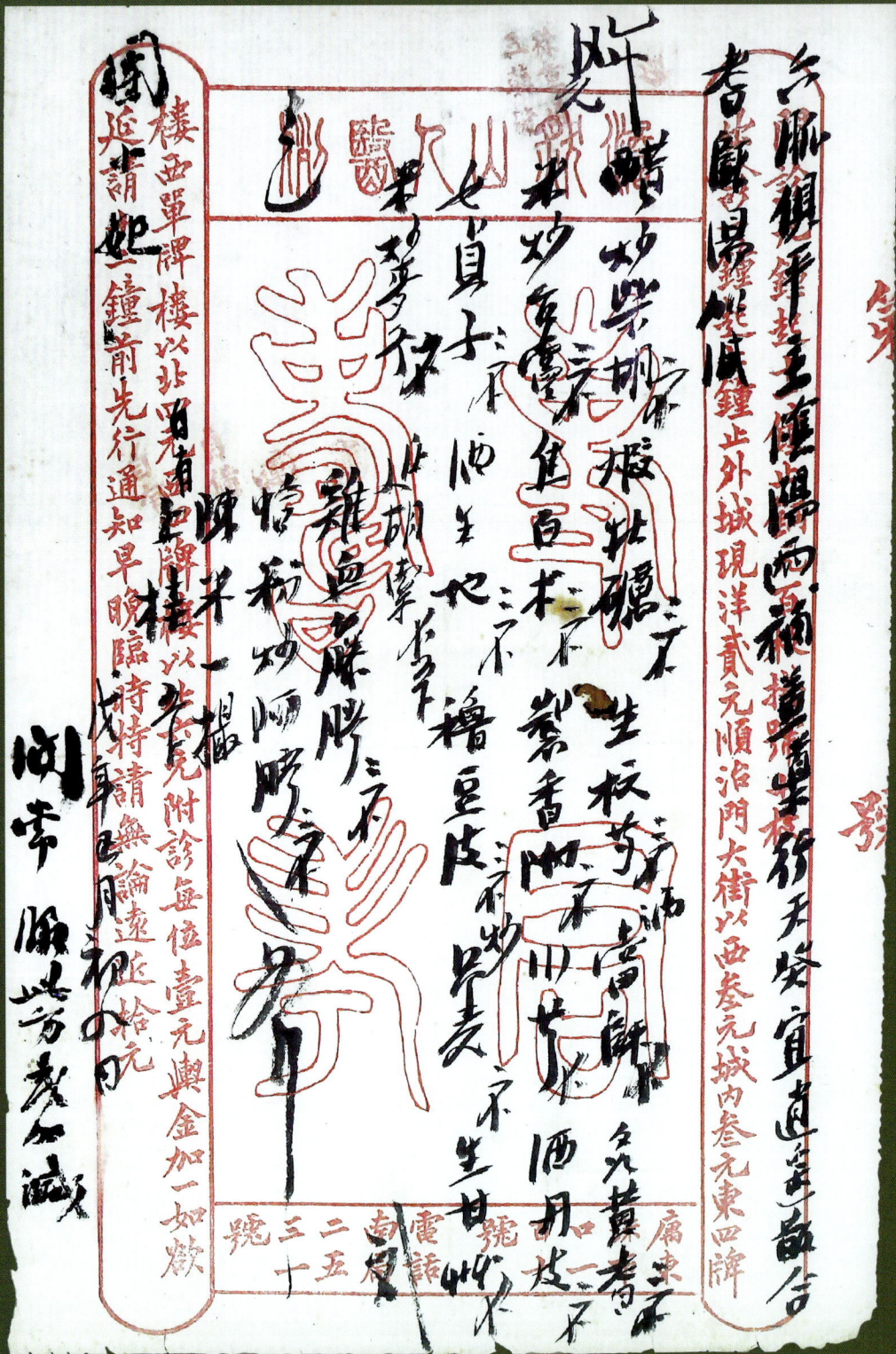

智圆行方　燕京医学名家
处方手迹藏臻

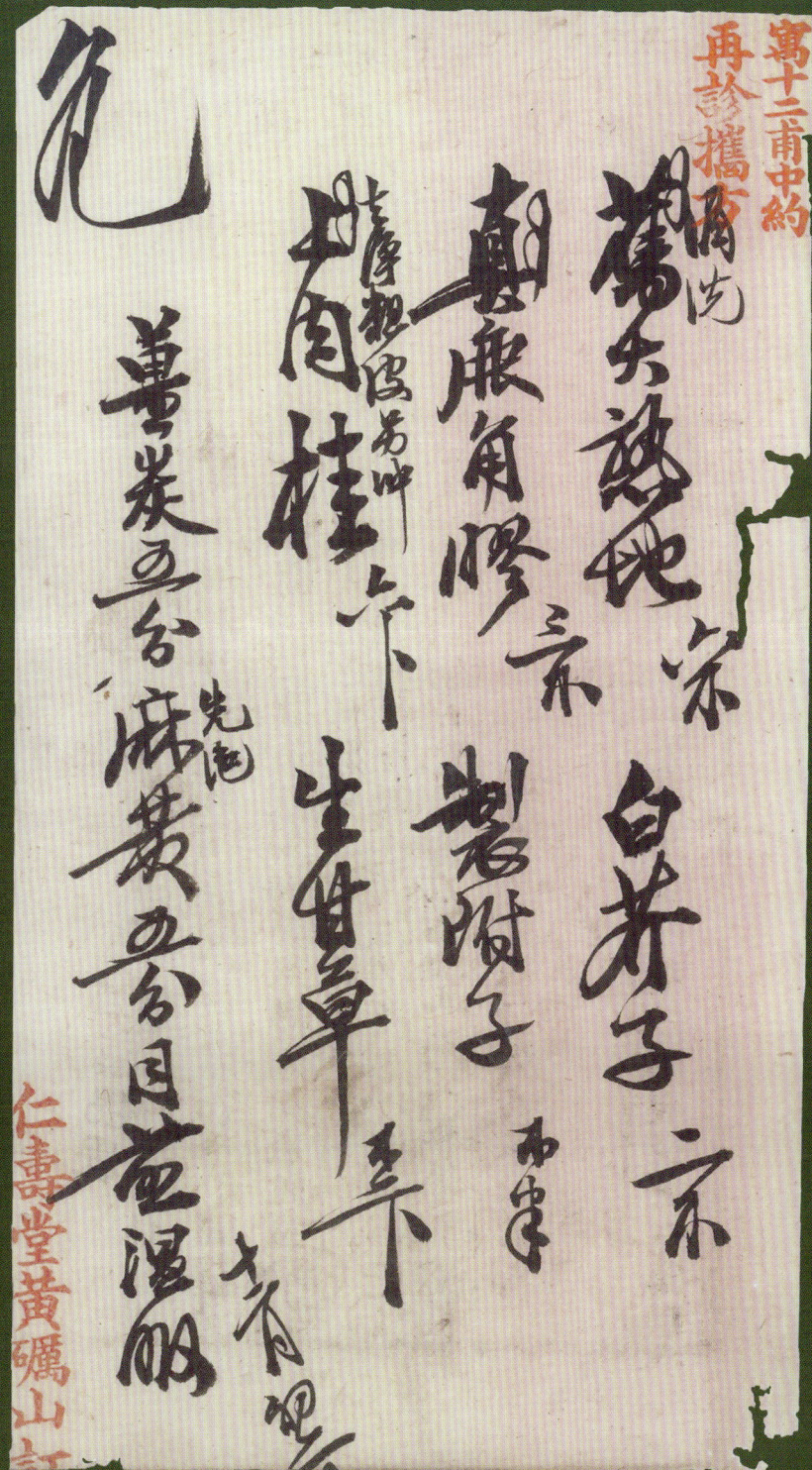

黄砺山

　　黄砺山，生卒年不详，进京参加科举时，也以医为业。据《岭南医学史》载："黄炽华，字砺山，广东花县人，生卒年月不详。他幼攻举业，贡生出身，曾师从著名学者陈澧（东塾）求学。而尤嗜医书，阅二十年稍稍有得。光绪二十四年（1898）赴都应试，兼行医术，盛名满都。"

　　在京城受到"百日维新"影响，专门著有《医学刍言》。

方笺内容

（一）方笺一

　　某患者，就诊于十二月初二日。

　　旧大熟地（酒洗）六钱，白芥子二钱，真鹿角胶三钱，制附子一钱半，上肉桂（去净粗皮另冲）六分，生甘草一钱二分，姜炭五分，麻黄（先泡）五分。

　　同煎，温服。

（二）方笺二

某患者。

炙杷叶（去净毛）二钱，正川贝（去心打）一钱，南杏仁（去皮打）三钱，生藕节（打碎）四枚。

洗净，水煎服。

智圆行方　燕京医学名家处方手迹藏臻

安干青

医家介绍

安干青（1884—1946），曾在北京盐务署供职，后通过高等文官考试，由司法部委任为"签事"。转行业医后，任教于北平国医学院、北平中药讲习所。曾任北平中医考询委员会委员、《北平医药月刊》副主编、《国医求是》指导主任。

著有《中医诊断学》《中医病理学》及医论多篇，经后人整理出版为《安干青医论文集》。

方笺内容

鹿某，女，就诊于二月十三日。

病起于崩血，后则带中或夹血粒，小溲频数，亦有夹血时。少腹尝痛，间有胁胀，肢体兼疼，夜眠不宁。脉左弦洪鼓指，右滑洪洪称。症脉两参，系子宫瘤起，其瘀血窒气，阻碍膀胱，或牵及厥阴，所以有诸疼、崩漏、带淋各种病患也。拟与化瘀利气、软坚涤秽为治，即希裁服。

紫丹参三钱，酒龙胆一钱四分，云苓块三钱，粉丹皮三钱，黄川连一钱五分，细木通一钱三分，怀生地六钱，焦山栀三钱，飞滑石（包）四钱五分，生杭芍三钱，川楝实二钱五分，黛蛤粉（包）三钱，砂仁末（后下）二钱五分，沉香面（用药分送）四分，炒香附三钱。水煎温服。

二丹地芍，养血和营，以释疼逆，为君。胆连栀楝，清肝坚阴，涤除秽热，为臣。苓通滑蛤，淡渗软坚，俾缓漏带，为佐。砂仁二香，疏利腹气，畅溲去涩，为使。

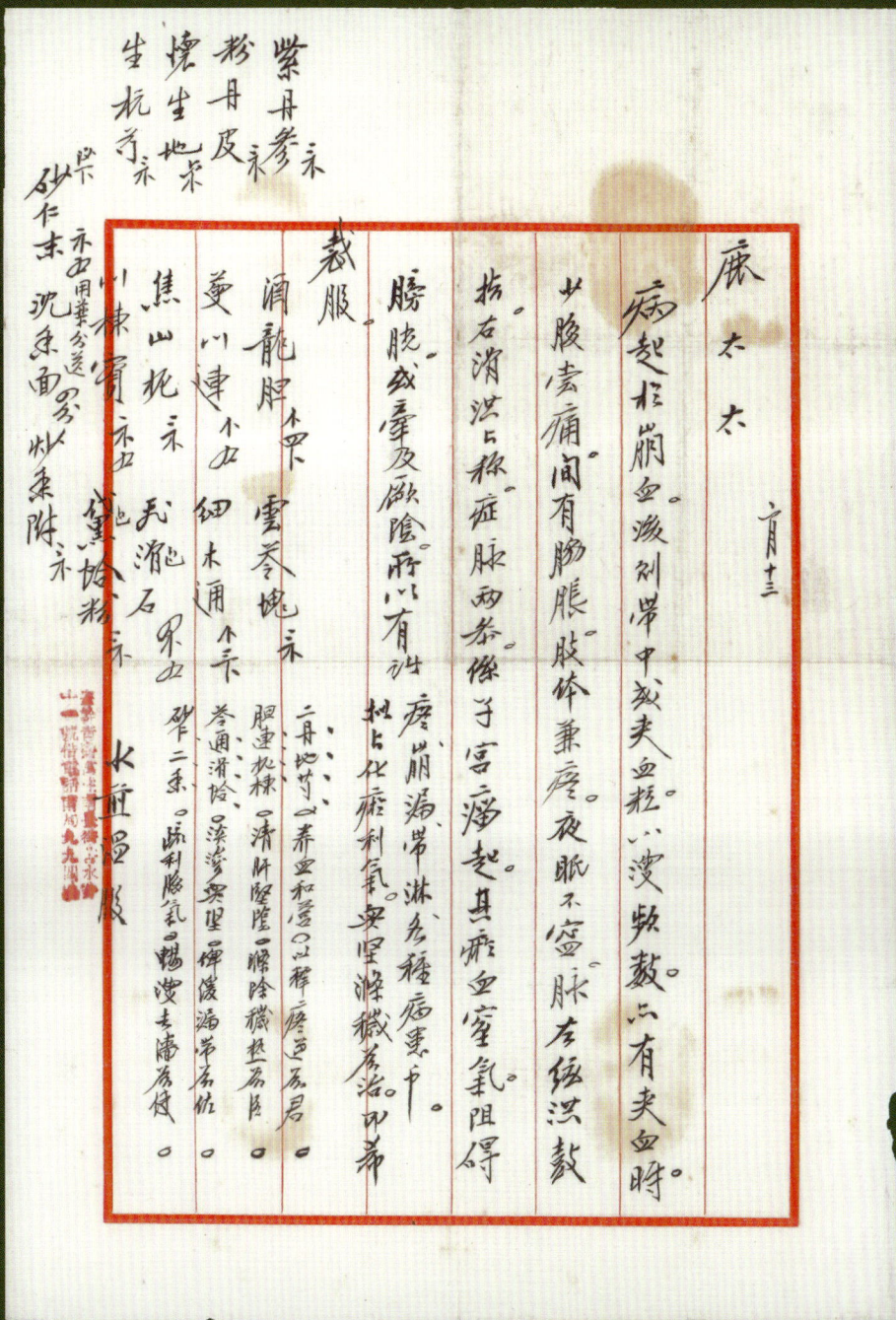

刘亚农

刘亚农（1884—1957？），字幼雪，清末福建侯官人，为末代帝师陈宝琛及门弟子。自光绪三十三年从政30年，其间倡设全国中西医学会，曾任全国医药总会研究部长。1937年，弃官从医，在京悬壶13年，任北京中医各报编辑，且任教于华北国医学院。

著有《二十世纪伤寒论》《古今药物别名考》《标病歌括、五炎证治合编》《霍乱痢疾合编》《湿温轨范》《肺病学》《胃病学》《亚农医案》《医师宝籍》等。

方笺内容

郑某，男，20岁，就诊于1957年5月14日。

血压高，头微晕，脉弦急，大便少通，舌红如绛，小便不多。

龙胆草三钱，生山栀三钱，贡条芩三钱，生杆芍三钱，锦纹贡一钱半，冬桑叶二钱，干葛根二钱，粉甘草一钱，毛柴胡一钱半，义枳壳二钱。

王石清

王石清（1884—1945），年轻时任教于清河师范学院。时值兵荒马乱，瘟疫流行，亡者甚众，王石清深感痛心，遂潜心医学，熟读经典，勤于思考，废寝忘食，后专心在清河镇以医为业。

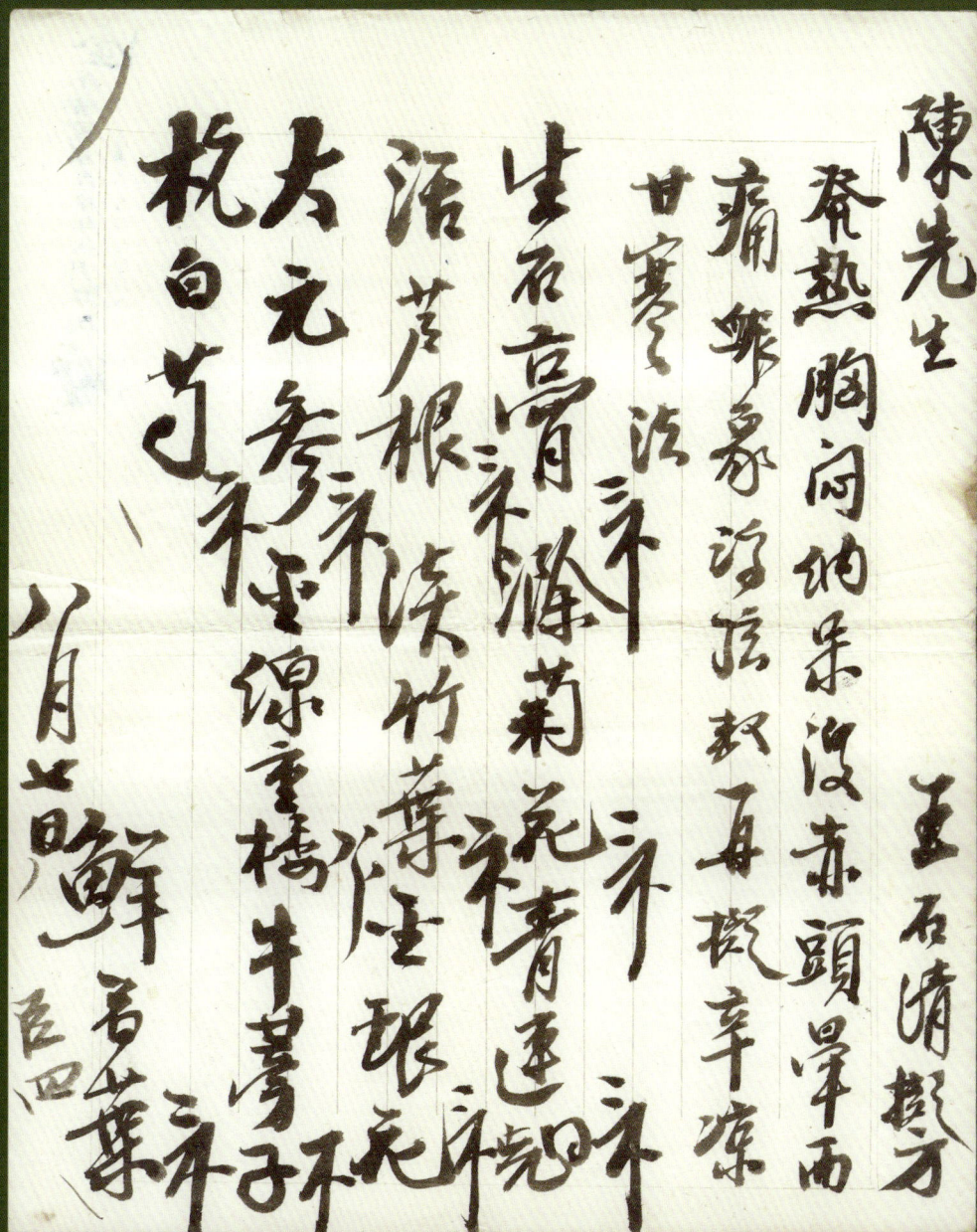

方笺内容

陈某，男，就诊于八月七日。

发热胸闷，纳呆溲赤，头晕而痛，脉象浮弦数，再拟辛凉甘寒法。

生石膏三钱，滁菊花三钱，青连翘三钱，活芦根三钱，淡竹叶二钱，金银花三钱，大元参三钱，金线重楼八分，牛蒡子一钱，杭白芍二钱，鲜箬叶三钱。

附 李鸿祥

李鸿祥（1924—2018），自幼因病学医，拜在王石清门下。1946 年，开始行医。中华人民共和国成立后，在北京医学院第三附属医院（现北京大学第三临床医院）中医科任教行医近 60 年。

曾撰文《王石清先生的学术思想和临床经验》。

方笺内容

潘某，女，19 岁，就诊于 2002 年 4 月 9 日。

（甲状腺结节、乳腺病）曾手术二次，肝郁不解，胸闷心烦，服药后瘰疬渐消，脉弦紧，舌苔白，拟前法。

生牡力①30 g，夏枯草 15 g，柴胡 12 g，黄芩 10 g，清夏 10 g，大丹参 25 g，白芥子 10 g，浙贝 10 g，连翘 15 g，玉金 10 g，海浮石 25 g，旋复花（包）15 g，香附 10 g，木香 10 g，元胡 10 g，鹿角双②25 g，石菖蒲 10 g，公英 15 g，海藻 12 g。

水煎服。

小金丹 7 并，每午服 1 并；西黄丸 7 并，每晚服 1 并。

---

① 生牡力：应为"生牡蛎"。
② 鹿角双：应为"鹿角霜"。

金书田

金书田（1884—1971），字耆康，男，满族，为清代皇族爱新觉罗后裔。幼年家道中落，于北京幼师学堂毕业后，移居后海广化寺中深研岐黄，施诊济世。1928年，任北平国医馆医学股主任。1930年，任北平国医学院董事兼内科讲师。中华人民共和国成立后，曾任北京市卫生局、北京中医学会及北京市中医进修学校顾问。

方笺内容

白某，就诊于1953年5月1日。

清心和腑止痒。

白鲜皮三钱，青蒿三钱，连翘三钱，栀子三钱，紫地丁三钱，荆芥二钱，枳壳三钱，防风一钱半。引蝉衣二钱。

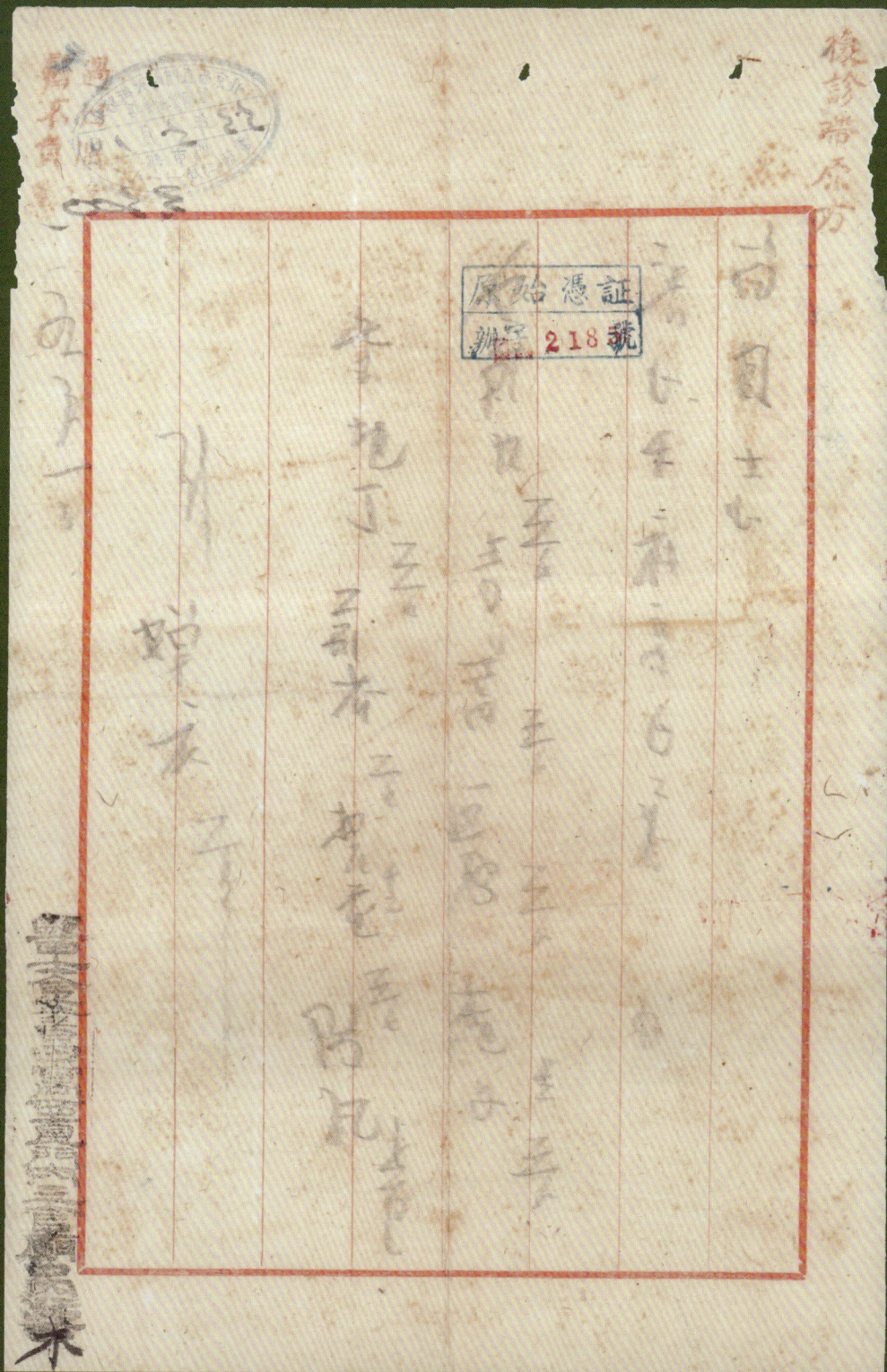

李景泉

　　李景泉（1891—1966），原名李澜，天津武清人。20岁后长期患病，多年到处求医，未能治愈。后来遇到名医陆仲安，经几次诊治，竟霍然康复，随即拜陆仲安为师，后与"金针"王乐亭等一起成为"北京四小名医"。

方笺内容

　　汪某，男，就诊于1956年5月28日。
　　再以健脾开胃。
　　大西党三钱，川连一钱半，法夏三钱，炒白术三钱，中朴三钱，砂仁二钱，真云苓三钱，橘红三钱，炙草三钱，槟榔二钱，沉香曲三钱，炮姜一钱半。

陈微尘

医家介绍

　　陈微尘（1896—1969），字振奇，湖北浠水人，出身书香门第。其祖父陈沆为清嘉庆二十四年状元，学识渊博，被称为"一代文宗"。陈微尘幼时即饱读诗书，及长被人推荐为溥仪之师，后主攻医学，终成一代名医。在北京行医数年后，迁往天津，为天津近现代著名中医。

方笺内容

　　韩某，男，就诊于1935年8月11日。

　　脉左弦数，右数而濡，苔浅红。寒热夹杂，伤风感冒，微夹湿气，法宜化湿并祛暑热为治。

　　霜桑叶三钱，枇杷叶三钱，干荷叶二钱，苦杏仁二钱，广郁金二钱，飞滑石二钱，薏仁二钱，粉甘草一钱，云茯苓二钱，连翘二钱，广陈皮二钱，大腹皮三钱，莱菔子二钱。

陈慎吾

陈慎吾（1898—1972），名祖望，字绳武，号慎吾，福建闽侯人。1916年，考入北京大学经济系，后专攻岐黄。1930年，拜河南名医朱壶山为师。1938年，经朱壶山推荐，受聘于北平国医学院。1948年，创立"私立北平中医研究所"。1956年，经北京市卫生局正式批准，成立"汇通中医讲习所"，同年调任北京中医学院伤寒教研组组长。

著有《陈慎吾伤寒论讲义》《陈慎吾金匮要略讲义》《陈慎吾经方要义与伤寒心要》《陈慎吾伤寒方证药证指要》《经方证治及方剂分类表》等。

方笺内容

（一）方笺一

四孩，女，3岁，就诊于一月十日。

风寒停滞，屡服清热发散之剂，表证虽去，里证未除，食入即吐，仍属胃热，治以清胃降逆之法。

广橘皮三钱，竹茹二钱，党参二钱，炙草一钱半，半夏二钱半，生姜三钱，大枣五枚，大黄（后入）二钱，芒硝（冲服）一钱。

水煎服。

姓名	门诊号数		
张保金		病历表	

治疗经过

用法	处方	症状及诊断	性别 男 已婚 籍贯
		详见病历表	年龄 26 职业
法夏三钱 川芎二钱 酸枣仁□钱 生龙骨三钱 桂枝尖三钱 杭芍三钱 茯苓五钱			住址
水煎服			一九五六年五月二九日

中医诊所名称地址　西四北后毛家湾五号　中医师

电话二局二九四二号

北京中医学会印

（二）方笺二

张某，男，26 岁，就诊于 1956 年 5 月 29 日。

症状及诊断详见病历表。

川芎二钱，酸枣仁四钱，生龙骨三钱，生牡蛎三钱，桂枝尖三钱，炙草二钱，杭芍三钱，茯苓五钱，法夏三钱。

水煎服，每日两次。

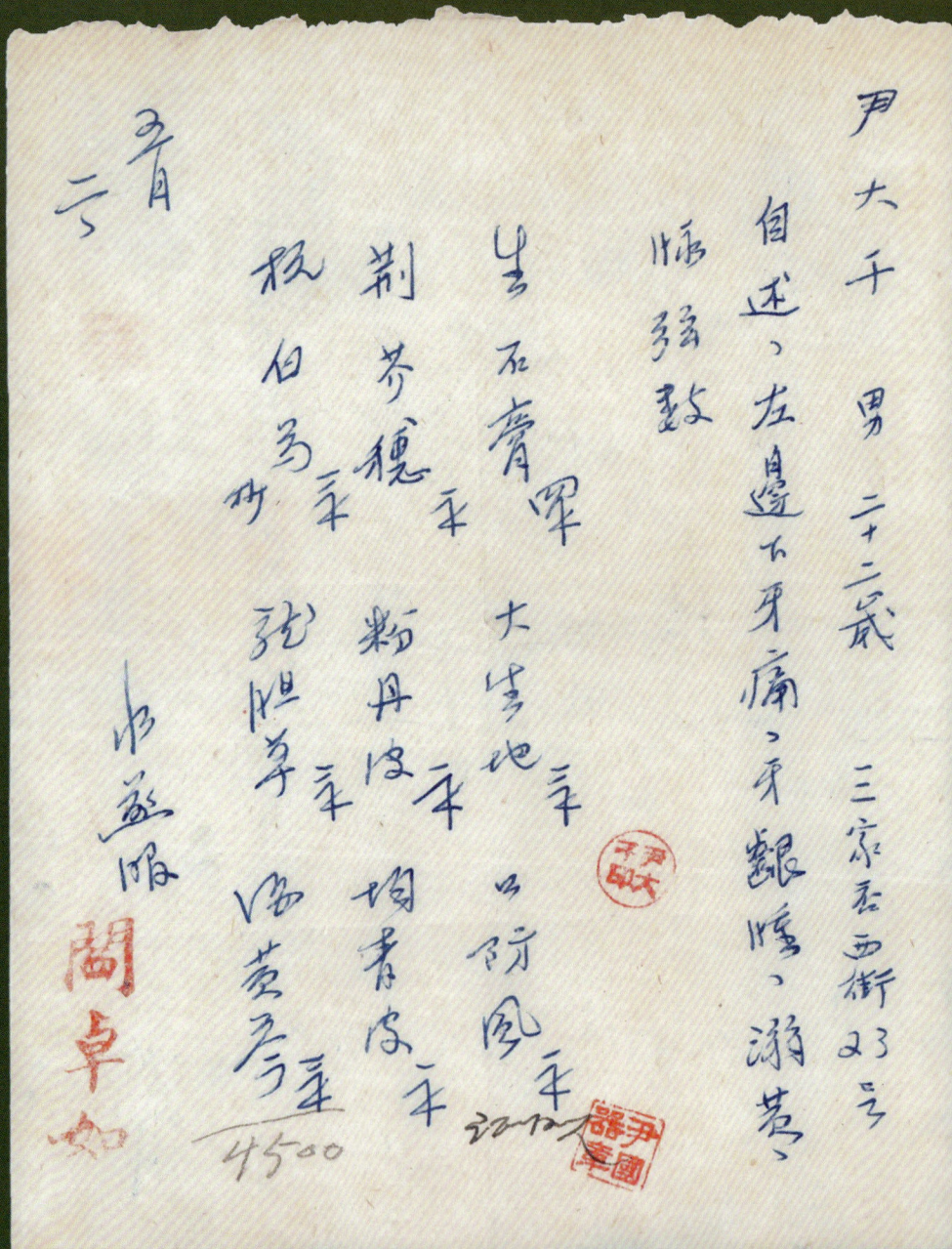 阎卓如

医家介绍

阎卓如，生卒年不详，为陈慎吾弟子，创温肾培中汤以治疗重症肌无力，疗效显著。

方笺内容

（一）方笺一

尹某，男，22岁，就诊于五月二日。

自述：左边下牙痛，牙龈肿，溺黄。脉弦数。

生石膏四钱，大生地三钱，口防风二钱，荆芥穗二钱，粉丹皮二钱，均青皮二钱，杭白芍（炒）三钱，龙胆草三钱，酒黄芩三钱。

水煎服。

智圆行方　燕京医学名家处方手迹藏臻

朱志起方

橘红二钱

清半夏二钱 茯苓三钱 炙甘草一钱半 当归一钱半

川贝一钱半 知母二钱 桑皮二钱 杏仁二钱 五味子二钱

青皮一钱半

水三盅

草如连牙

10.7

（二）方笺二

朱某，就诊于10月7日。

橘红二钱，清半夏二钱，茯苓三钱，炙甘草一钱半，当归一钱半，川贝一钱半，知母二钱，桑皮二钱，杏仁二钱，五味子二钱，青皮一钱半。

水煎服。

良医与济世

127

胡希恕

胡希恕（1898—1984），又名胡禧绪。青年时拜清末进士、名医王祥徵为师学习中医。1919 年，参加沈阳市政公所中医考试，获取中医士证书，同年，考入北京通才商业专门学校学习。1935 年，在北平个体行医。1958 年，调入北京中医学院任内科学教授，兼附属东直门医院学术委员会顾问等职。

著有《经方传真》《中国百年百名中医临床家·胡希恕》《中国汤液经方》《解读张仲景医学》《胡希恕病位类方解》《胡希恕讲伤寒杂病论》《胡希恕讲金匮要略》《胡希恕温病条辨拾遗按》等。

方笺内容

（一）方笺一

赵某，女，就诊于九月十五日。

脉数无力而左更虚，肾机能极度衰弱，乃见小便不利、大便水泻，并身浮肿等症，治宜导水汤之法，方用：

云苓块五钱，麦门冬三钱，木香五分，法半夏三钱，泽泻二钱，干姜二钱半，炙草二钱，冬白术三钱半，南柴胡三钱，大潞参二钱半，猪苓四钱，桂枝三钱。

水煎。

（二）方笺二

张某，男，成年，就诊于1968年7月18日。

胃胀，疲劳（肝炎一年，现肝已不太疼），小便少，腹亦胀，饮食不振，胃疼，有时吐酸，大便溏，苔白腻，有时恶心，口苦口干，腿微肿。

柴胡四钱，黄芩三钱，花粉五钱，生牡蛎四钱，桂枝三钱，生姜三钱，橘皮八钱，枳实四钱，党参三钱，茯苓三钱，苍术三钱，归尾二钱，炙草二钱。

三付。

贺惠吾

贺惠吾（1900—1979），山东潍坊人，从小就读私塾。其师张余庆系清末举人，潍坊儒学名家，国学功底深厚，且精通医理。1918年，贺惠吾在潍县行医。1924年，又遵父命弃医学商，入读山东大学商务本科。1927年，侨居日本，期间就读于日本大学针灸学院。1938年，贺惠吾回国定居北平，同时考取中医及西医执业资格，在前门地区挂牌行医，中西合参，针药并用。1964年，调任北京中医医院针灸科副主任。

后人整理《贺氏管针术经验集》出版。

方笺内容

林某，女，56岁，就诊于1975年10月10日。

肝郁气滞，性情急躁，胸闷胁痛，阳亢生风，五心烦热，神志不安。脉弦滑，苔淡白微黄。拟加味逍遥散治之。

处方：白术三钱，当归三钱，茯苓四钱，白芍三钱，柴胡二钱，薄荷二钱，陈皮三钱，甘草二钱，丹皮三钱，枝子①三钱，香附三钱，玉金四钱。

水煎服。10剂。

———————
① 枝子：应为"栀子"。

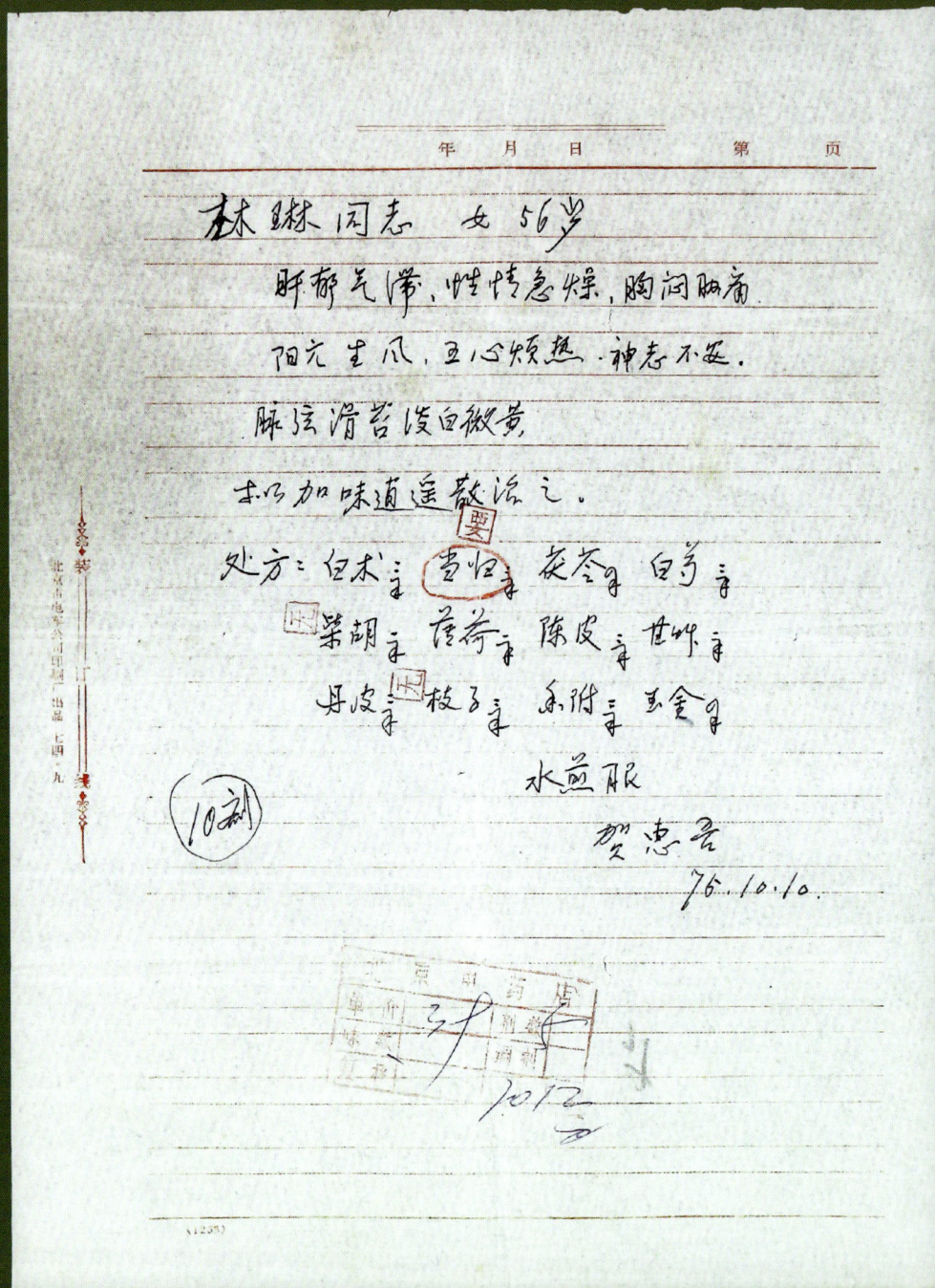

赵锡武

医家介绍

赵锡武（1902—1980），原名赵钟禄，河南夏邑人。7 岁入私塾，因不屑功名而辍学，他目睹当时社会黑暗，人民饥寒交迫，备受疾苦，遂立志于医学。1917 年，开始学中医，曾在国医公会办的医学讲习所学习。1943 年，在华北国医学院任教。1955 年，被调到中医研究院附属医院（西苑医院）工作。曾任第三届全国政协委员、第三届全国人大代表。

著作有《赵锡武医疗经验》。

方笺内容

（一）方笺一

某患者，就诊于五月七日。

湿热伤营，头昏心悸，舌白食减，溲短热痛。方用：

生草梢四钱，猪苓三钱，阿胶珠二钱，生滑石四钱，生地三钱，淡竹叶四钱，茵陈蒿四钱，木通一钱，地肤子四钱，连翘三钱。

（二）方笺二

张某，女，就诊于中华民国十八年十月二日。

表解内热未清以致咳嗽作烧，胁痛口渴，脉沉弦，宜和肝解郁、利肺止嗽、定喘退烧之品。

杏仁泥、桔梗三钱，知母三钱，天花粉三钱，牡丹皮三钱，杭芍三钱，麦冬三钱，地骨皮三钱，炒枣仁一钱，郁金一钱半，竹茹四钱，广陈皮三钱，竹柴胡一钱，紫降末一钱。

智圆行方　燕京医学名家处方手迹藏臻

（三）方笺三

内热阴虚，汗出作烧，咳嗽，口渴，吐白沫，脉沉数，宜降逆止嗽、生津润肺、清胃退烧之剂。

生石膏三钱，知母三钱，竹茹六钱，清半夏三钱，杏仁泥三钱，麦冬四钱，生地三钱，地骨皮四钱，牡丹皮三钱，花粉四钱，龙骨三钱，北沙参三钱，川牛膝三钱，鲜竹叶二钱，牛蒡子一钱。

附 王嘉麟

王嘉麟（1925—2014），北京人。1942年，随父学医并佐诊，后又拜名医陈慎吾、赵锡武为师。1951年，独立行医。1956年，在北京中医医院工作，任肛肠科主任医师。1991年，被国家中医药管理局评为全国五百名老中医药专家之一。

方笺内容

田某，女，26岁，就诊于12月13日。

金银藤三钱，连壳二钱，牛蒡子三钱，苦桔梗三钱，淡豆豉三钱，竹叶三钱，茅根三钱，芦根三钱，南薄荷一钱，菊花三钱，生地三钱，元参二钱，佩兰叶三钱，桑叶三钱，荆芥穗三钱。

王大鹏

　　王大鹏（1906—1984），字鲲生，北京通州人。幼时攻读私塾 12 年，打下了深厚的文字基础。17 岁时，王大鹏因家属多病，诊治无效，遂锐意习医，于 1931 年业成，经卫生局考核合格后，悬壶于京。

方笺内容

（一）方笺一

　　刘某，女，就诊于十月十六日。

　　检查胃大湾[①]及胃小湾[②]均有硬坚。其症状：面色黄青，饮食减少，二便正常。此系胃病引起的贫血等。脉弦象，前宗和降。

　　焦内金四钱，郁金一钱半，中朴一钱半，竹茹二钱，焦稻芽四钱，三仙炭四钱，炒枳壳三钱，青陈皮三钱，砂仁一钱，条芩一钱，沉香粉（中[③]，先服，分二次用）四钱，风化硝一钱半。

[①] 胃大湾：应为"胃大弯"。下同。

[②] 胃小湾：应为"胃小弯"。下同。

[③] 中：应为"冲"。下同。

（二）方笺二

刘某，女，就诊于十一月二十六日。

高度贫血症，经初次诊断，查心脏亢进，胃大湾有结核之想像，面色苍白，眼围暗青，系慢性胃炎，病已治愈，消化不良未果，该胃肠吸收养分过低，脉弦，处理以治消化兼调整胃肠。

川郁金五钱，麸砂仁四钱，焦榔一两，沉香（中）三钱，中朴五钱，青陈皮六钱，焦三仙二两，鸡内金一两半，蔻仁三钱，焦稻芽五钱，炒枳壳六钱，五谷虫（炒黄）五钱。

右药轧面蜜小丸如绿豆大。

服法：口服二次。时间：早、晚。用量：每日二十五粒，水送。

中醫師王大鵬婦嬰科

刘淑鑫女同志　十一月廿八日

高度贫血症经初次诊断查心脏亢进胃大湾有结核之想像面色苍白眼围暗青系慢性胃炎病已治愈消化不良未果该胃肠吸收养分过低脉弦处理以治消化兼调整胃肠

川郁金　麸砂仁　焦榔　沉香（中）　中朴　青陈皮　焦三仙　鸡内金　蔻仁　焦稻芽　炒枳壳　五谷虫

右药轧面蜜小丸如绿豆大

北京：和平门外河沿一三七号　电话：南局三九四号

魏龙骧

　　魏龙骧（1911—1992），原名魏文玉，男，北京人，祖籍河北东光。求学期间患了伤寒，几乎被庸医所误。多亏一位袁姓中医及时治疗，才保全了性命。从此，与中医结下了不解之缘，遂于1932年拜当时著名儒医杨叔澄为师，刻苦攻读中医经典著作。1934年，考取北平中医师行医执照，从此悬壶济世。曾当选第六、七届全国政协常委。

　　撰有《医话》等论文。

方笺内容

（一）方笺一

　　郭某，女，就诊于六月四日。

　　脉弦象显然，舌质淡而苔灰腻。血压素高，入睡易醒，有时头痛。脘次偶疼，腹胀多气，月事不序。年将五旬，冲任失衡，肝阳上亢。目前脾土挟有湿浊未化，宜乎辛香渗化，暂不议补。

　　南苍术二钱，野於术一钱，姜半夏三钱，白蔻仁（研，后下）二钱，生薏苡三钱，苦杏仁二钱，化橘红二钱，青竹茹三钱，石菖蒲一钱，桑寄生三钱，夏枯草三钱，北柴胡一钱，吴茱萸（黄连二分同打）四分。七剂，隔日服一剂。

（二）方笺二

刘某，婴儿，就诊于十一月二十四日。

腹大脐突，按之颇坚，咳嗽有痰，潮热偶作，小儿疳积，运化不佳，拟再以消胀化痞，遏退潮热。

左牡蛎四钱，香青蒿一钱，清半夏一钱半，晚蚕砂（炒黄）三钱，青鳖甲四钱，川柴胡一钱，生紫菀二钱半，花槟榔五分。焙干蟾末五分，药冲。

（三）方笺三

周某，女，37 岁，就诊于 1988 年 12 月 1 日。

曾做刮宫术，经来失常，带症，少腹两侧隐痛。舌质边缘不齐，脉象弦，尺部独弱，冲任受损。虑有炎症，并有瘕症，亟宜疗治，久则难瘳。

当归 10 g，赤、白芍各 10 g，坤草 15 g，茜草 10 g，仙鹤草 10 g，大、小蓟各 10 g，橘核（干）10 g，荔枝核（干）10 g，月季花 5 g。

许公岩

许公岩（1903—1994），既无家传，也无师承，属于自学成才。1922年，考取行医执照，先后在开封、洛阳、西安、北平等地行医。1952年，任教于北京中医学校。1956年，到北京中医医院工作。

先后撰写了《伤寒论讲义》《金匮要略讲义和注解》等著作。他的部分临床经验收载于《名老中医经验全编》。

方笺内容

朱某，就诊于1956年11月28日。

服上方二剂，自觉肿减，晨起后肿，微微喘咳，追痰吐出后即平复，脉象亦佳，治拟再以健胃坚肾为方。

清半夏三钱，干姜七分，炙冬花五钱，真云苓一两半，黄柏三钱，白果肉（打）十五个，益智仁四钱，麻黄三钱，生姜六片。

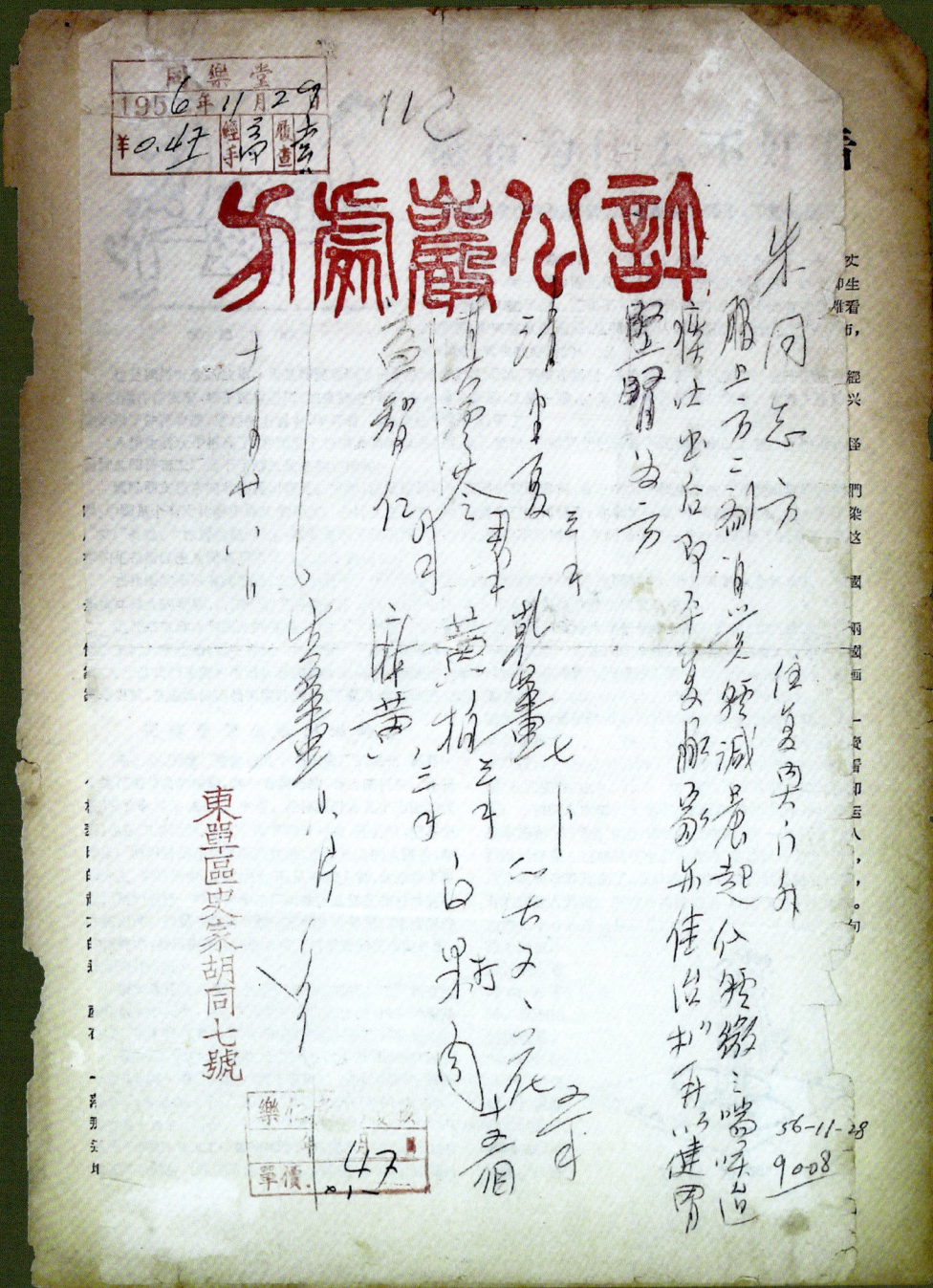

赵广兴

赵广兴，生卒年不详。早年在北京市卫生局当勤杂工，后对医药感兴趣，自学成才，考取医师执照，在鼓楼西广华寺后门出诊，时称"肺痨专科"。中华人民共和国成立后，曾在中国药材公司北京市公司中医门诊部出诊。

方笺内容

（一）方笺一

周某，男，30岁，就诊于1955年8月26日。

神经衰弱很久，肺病钙化，服药轻，腰腹仍不舒，脉沉，宗前法。

白参五分，茯神三钱，广皮三钱，芥穗三钱，黄芩三钱，杭菊三钱，白芍三钱，枣仁三钱，杜仲三钱，炒小茴三钱，吴萸一钱，生姜三片。

（二）方笺二

高某，男，30岁，就诊于 1953 年 8 月 13 日。

陈病咳嗽（去冬透视肺正常），近腰痛、肋痛、腹胀，大便经常干燥，数日一行，下午发热，脉播 95[①]。理肺、健肠胃、止痛为法。

生鳖甲（先下）五钱，秦艽三钱，银柴胡三钱，冬瓜仁四钱，川贝母二钱，知母二钱，广皮三钱，生白芍二钱，蜜紫菀三钱，鲜茅根五钱，山萸肉二钱，熟军一钱。

调养方法：勿过劳。

---

① 脉播 95：应为"脉搏 95 次 /min"。

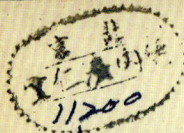

智圆行方　燕京医学名家处方手迹藏稀

张协和

张协和（1920—1996），原名蒋孝传。1939年为响应"有特长的同志转入经济建设"的号召赴延安，成为延安当时十数位中、外高级技术专家之一。1958年，张协和利用电学特性进行中医经络研究，制成了经络测定仪。

北京市电车公司印刷厂出品 66.7

方笺内容

某患者，就诊于十二月十九日。

当归二两，川芎二两，芍药二两，熟地二两，木瓜二两，菟丝子二两，羌活二两，天麻二两。

研为极细末，炼蜜为丸，如桐子大，每服三钱，日服两次，白水送下。

侯及名

　　侯及名（1920—2003），男，字友墨，号云谷。原籍河北，久居北京。1940年考入中国大学文学院，获史学硕士学位。侯及名青年时期喜爱中医，研读了大量中医书籍，通晓诊疗方法。1985年，被聘为中央文史研究馆馆员。此外，他还是中国美术家协会会员、中国书法家协会会员、京华书画会会长。

方笺内容

　　王某，女，就诊于1965年11月19日。

　　薄荷一钱，苏梗二钱，杏仁二钱，前胡一钱，通草一钱，法半夏一钱，赤苓一钱，陈皮二钱，枳壳二钱，全瓜蒌三钱，生连翘二钱，霜桑叶二钱，淡豆豉二钱，白百合二钱，生地黄二钱，生姜二钱，牛蒡子一钱，焦查二钱，麦芽二钱，薏苡仁二钱，冬瓜子二钱。

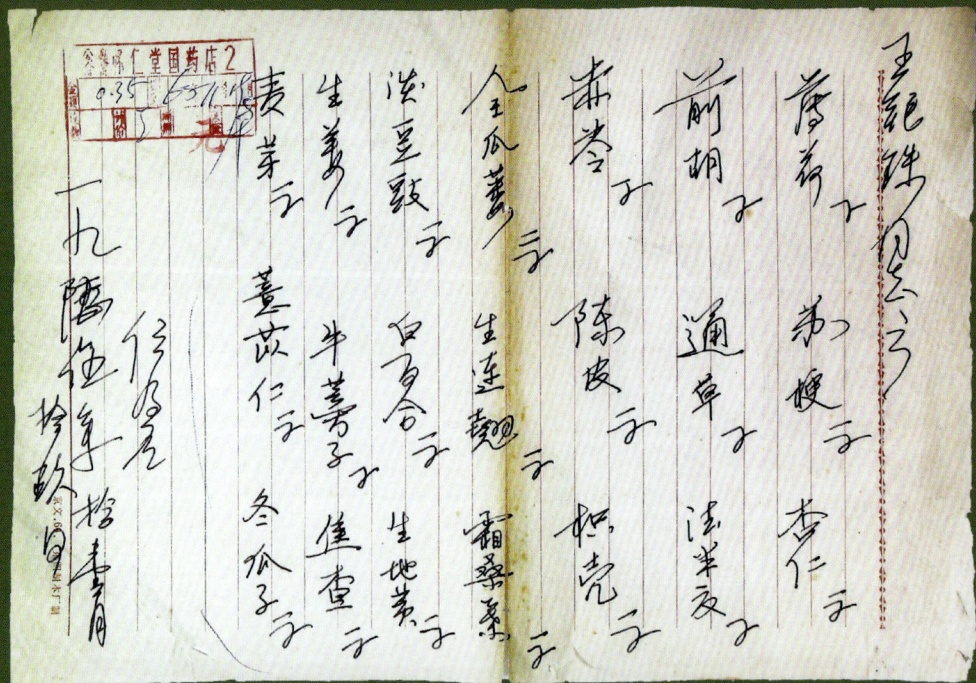

贺普仁

贺普仁（1926—2015），字师牛，号空水，河北涞水人。1940 年，师从京城针灸名家牛泽华。1948 年，贺普仁以精湛的医术独立应诊。1956 年，调入北京中医医院。曾任北京中医医院针灸科主任、中国科协全国委员、北京针灸学会会长等，并获评首届国医大师。

著有《明清针灸秘法丛书·国医大师贺普仁临床点评本》《针灸传世经典·国医大师贺普仁临床点评丛书》《中华针灸宝库·贺普仁临床点评本》《针灸治痛》《针具针法》《针灸歌赋临床应用》《毫针疗法图解》《火针疗法图解》《三棱针疗法图解》等。

方笺内容

（一）方笺一

丁某，男，就诊于 1979 年 1 月 15 日。

语言蹇涩明显减轻，发音吐字均较前清楚，吞咽亦稍见好转，惟近日来面部有些浮肿，小便少。

针：廉泉、天突、曲池、合谷、阳陵泉、足三里（双）、百会、气海。点刺哑门。

建议：回家灸气海，每日一次，每次20 分。

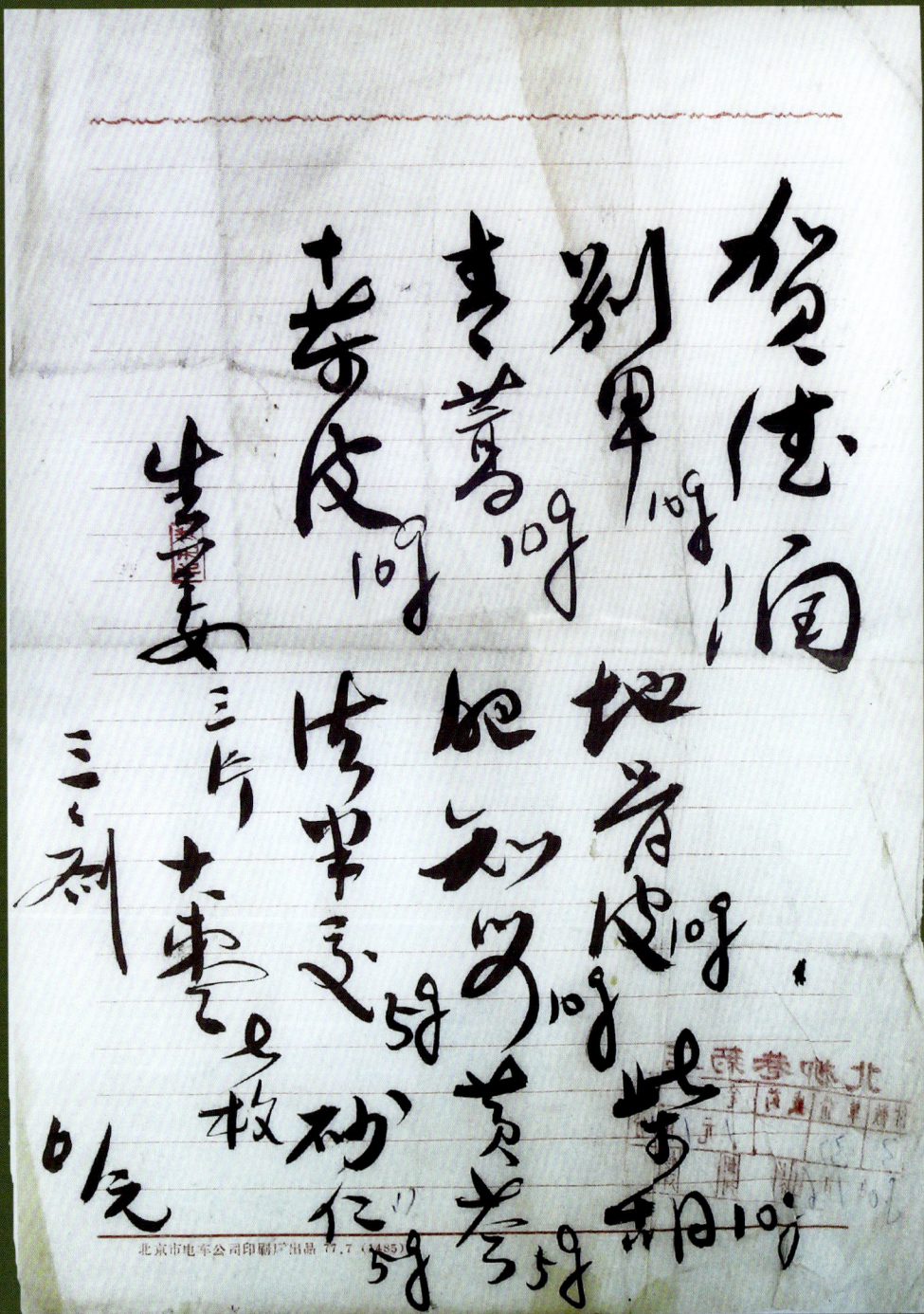

（二）方笺二

贺某。

　　鳖甲 10 g，地骨皮 10 g，柴胡 10 g，青蒿 10 g，肥知母 10 g，黄芩 5 g，桑皮 10 g，法半夏 5 g，砂仁 5 g，生姜三片，大枣七枚。

　　三剂。

智圆行方　燕京医学名家处方手迹藏臻

伍 医寓与坐堂

　　清末民国初期，很多中医在其居所接诊病人，门前悬挂以自己姓名命名或自己取名的"医寓""医馆""医室""大小方脉"等招牌。也有在药店挂牌应诊的医生，其中不少医生是药店老板，或是药店老板的亲朋，也有药店延聘者。后来常常把坐在药店内行医治病的医生称为"坐堂医"，也有一些医生把自己开设的诊所、药店取名为"某某堂"。医寓与坐堂曾经是北京乃至全国中医最为常见的行医方式。

万德堂张

方笺所书张姓中医的具体信息已无法考证，其应是清代大保吉巷万德堂的一位张姓坐堂医。

方笺内容

百合五钱，生地一两，当归六钱，紫菀五钱，贝母五钱，元参五钱，黄芩八钱，黑枝八钱，白芍四钱，寸冬五钱，胶珠五钱，桔梗五钱，知母五钱，甘草三钱，只壳五钱，陈皮五钱。①

---

① 本方笺历史应该较早，故放在本章首位。

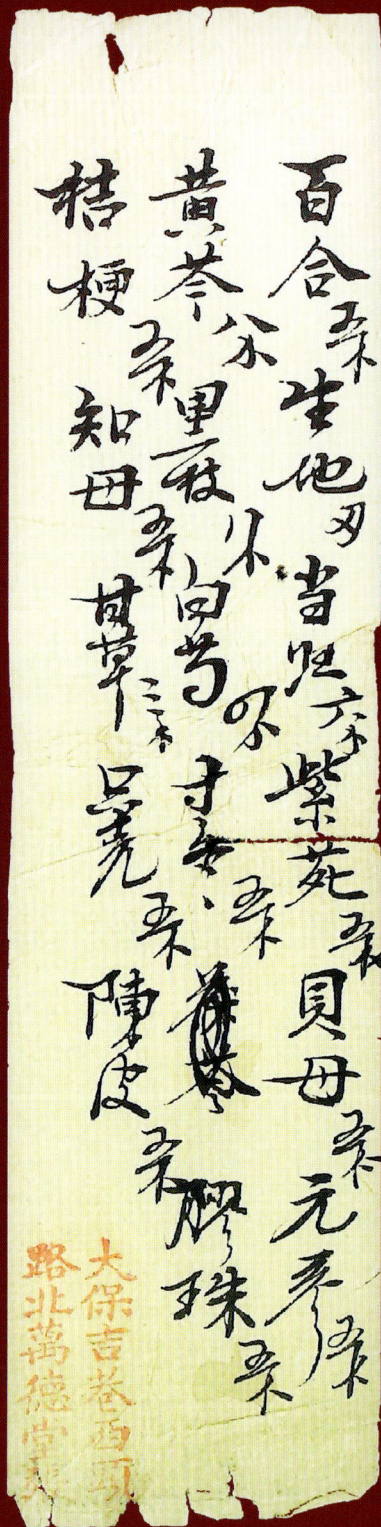

吴济拯

医家介绍

吴济拯（1894—1976），中学时喜好诵读医书，又师承御医于兴恒先生。1919年，经北平警察厅考试合格，在外城官医院实习。1920年，在北岗子寓所挂牌行医，曾于万全堂坐诊。

方笺内容

王某，男，30岁，就诊于1953年2月14日。

蕴热潜伏，轻凉外束，头眩肢酸，咳嗽，饮食不思，脉象沉弦。

佩兰三钱，二花[1]三钱，杭菊三钱，杏仁三钱，翘心三钱，白芷二钱，法夏三钱，淡芩三钱，广皮二钱，象贝三钱，青叶三钱，生草一钱，鲜芦根五钱。

---

[1] 二花：应为"金银花"。

伍 医寓与坐堂

149

附 武荫南

武荫南，曾拜吴济拯为师，后任职于北京市崇文区中医医院，善于运用"升发脾阳"治疗发热、泄泻、便秘、阴挺等。

他的部分临床经验收载于《名老中医经验全编》。

方笺内容

傅某，35岁，就诊于1952年8月11日。

因工作过度劳乏，以致神经衰弱，前几日曾有失神之情形，头眩脑胀，神倦乏力，脉沉细。拟用平肝热、清眩法治之。

南佛手三钱，木贼草三钱，代赭石四钱，均青皮二钱，龙胆草二钱，天竺黄三钱，杭白芍二钱，九胆星二钱，法半夏三钱，杭菊花三钱，白僵蚕一钱半，九菖蒲三钱，朱茯神三钱。

马子明

医家介绍

　　马子明，生卒年不详，擅长内科和针灸。曾带教北京名医王为兰。他曾在北京开设宝德医馆，地址在东安门外大街路北27号。

方笺内容

　　骆某，女，6 岁，就诊于中华民国二十六年六月十五日。

　　内热过盛，停滞受凉，腹痛身烧，目干微咳，脉数，拟清导之法。

　　条芩二钱半，知母二钱，蝉衣（净）三钱，香茹① 一钱，杭芍二钱，熟军一钱，丹皮二钱，桑叶二钱，甘草五分。引加木通一钱、竹茹二钱。

　　紫雪五分，勿冲。

———————

① 香茹：应为"香薷"。

陶震东

医家介绍

陶震东，生卒年不详，20 世纪 30 年代医名已享誉京城，其自创痹证方——四藤汤流传颇广。中华人民共和国成立前，于西单报子街西口半截碑路东 10 号，开设博爱诊治所，附设震春药室，经售特效中成药。

陶氏无著作传世，今人张炳厚的著作引有《陶震东临床经验总结寿世 29 方》，并诗曰："震东寿世廿九方，药性平和取驯良。对症一投应必效，沉疴大病细参详。"

方笺内容

（一）方笺一

杨某，男，就诊于中华民国三十三年十月十五日。

神识仍有不清，而且阴虚之表现，因伤寒症愈后复感之象，兼之余热不净之故，当退其烧，养阴清热。

金银花八钱，杏仁三钱，竹茹三钱，枯黄芩二钱，姜皮四钱，荷梗二尺，鲜石斛三钱，芦根（鲜）四钱，泽兰叶二钱。

徐念慈　六三年六月廿四日

脉沉数舌黄心中烦热口干

连吾苏初唱些药见效湿热

仍盛再闻前法加力治之

泽兰叶三　赤芍三　青连翘三

佩兰叶三　丹皮二　青竹茹二

绵茵陈三　金银花二　荷梗二

三付　方梗平　陶霁峰

（二）方笺二

徐某，就诊于 1963 年 6 月 24 日。

脉沉数，舌黄，心中烦热，口干，连
晋[①]前剂，服药见效，湿热仍盛，再用前法
加力治之。

泽兰叶三钱，赤芍三钱，青连翘三钱，
佩兰叶三钱，丹皮二钱，青竹茹二钱，绵茵
陈三钱，金银花二钱，荷梗二钱。

三付。

———————

① 连晋：应为"连进"，即连服。

（三）方笺三

杨某，就诊于 1964 年 6 月 17 日。

脉沉弦，舌白。肝区压痛，胸满腹胀。症属肝郁气滞之象，宜用和肝调气之方主之。

川厚朴三钱，砂仁二钱，酒川军一钱半，炒枳实二钱，元蔻二钱，炒栀子三钱，生杭芍三钱，青皮三钱，绵茵陈五钱，桃仁三钱，丹皮三钱。

五付。

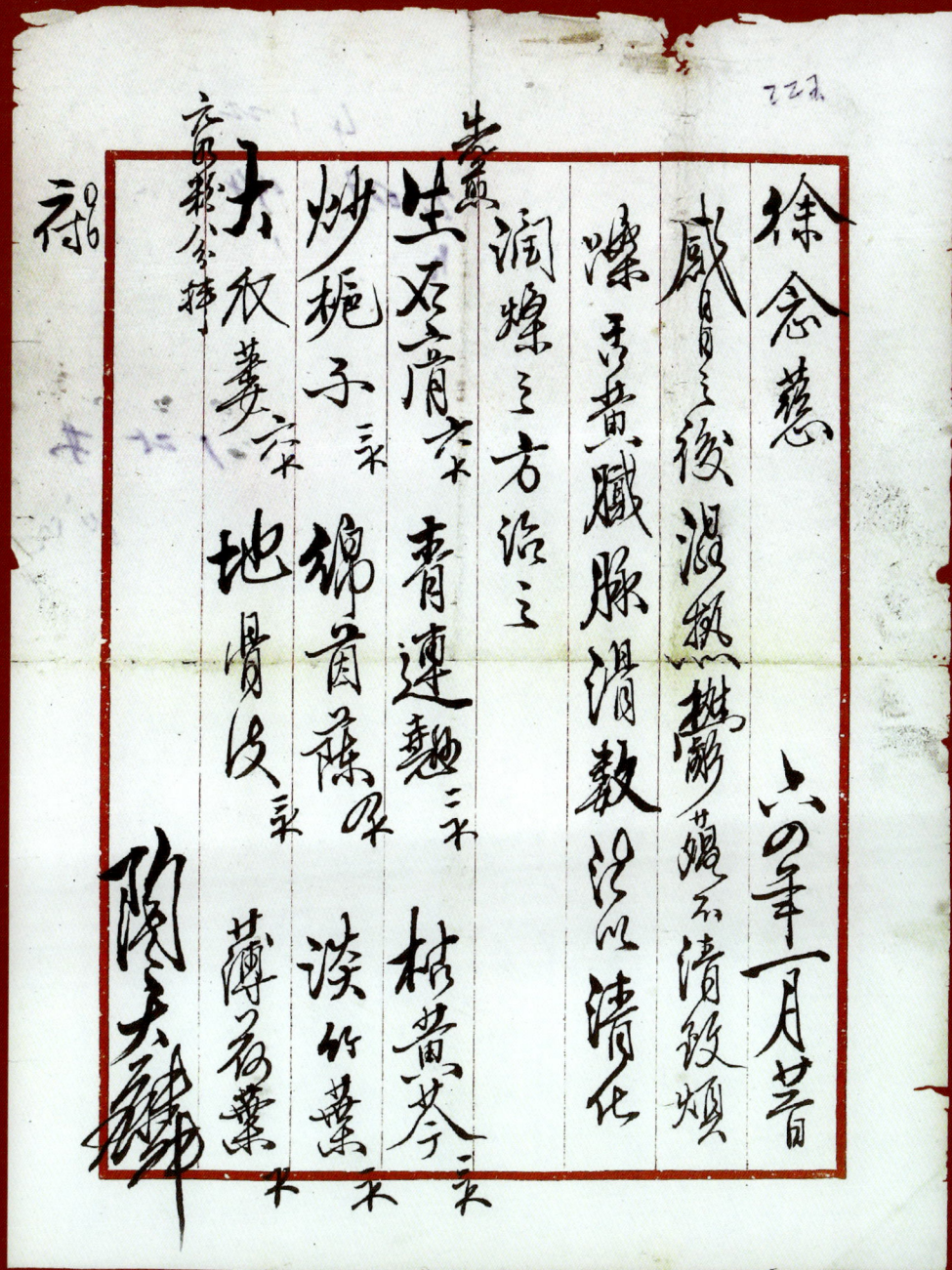

附 陶天麟

医家介绍

陶天麟，生卒年不详，应是陶震东的子嗣或者传人。

方笺内容

徐某，就诊于 1964 年 1 月 22 日。

感冒之后，湿热郁蕴不清致烦躁，舌黄腻，脉滑数，法以清化润燥之方治之。

生石膏（先煎）六钱，青连翘三钱，枯黄芩三钱，炒栀子三钱，绵茵陈四钱，淡竹叶二钱，大瓜蒌（玄明粉八分拌）六钱，地骨皮三钱，薄荷叶一钱。

二付。

袁寿臣

　　袁寿臣，生卒年不详。他曾开设广济堂医药室，地址在南锣鼓巷。据传，袁寿臣还擅长脏腑经络推拿点穴法，此法由康熙三年僧人佛定下传给道士火龙真人，火龙真人再传直隶广平府袁寿臣，袁寿臣又传于镖师荣耀臣，后再传营口赵如川。

方笺内容

　　某患者，就诊于中华民国三十四年一月九日。

　　调中化痰定喘法。

　　莱菔子三钱，寸冬四钱，木通二钱，大生地四钱，川贝二钱，苏子一钱，礞石二钱，知母二钱，法半下[①]三钱，炙杷叶三钱。

① 法半下：应为"法半夏"。

张希久

医家介绍

张希久，生卒年不详，擅长胃病，曾在隆福寺街东口内路南出诊。

方笺内容

韩某，男，就诊于十二月二十八日。

胃炎胃酸为病，日久不愈，深堪注意，须防剧变。

柿蒂三钱，姜黄连二钱，莫萸①一钱，白芍五钱，姜半夏四钱，旋福②、代赭各三钱，草果、蔻③各一钱，真橘红二钱，姜次朴二钱，大公丁香一钱半，鲜姜二钱，槟榔三钱，东、南查各三钱，蔻、砂仁④各一钱，菜菔二钱。

---

① 莫萸：应为"吴萸"，即吴茱萸。
② 旋福：应为"旋覆"，即旋覆花。
③ 草果、蔻：应为"草果、草蔻"，即草果、草豆蔻。
④ 蔻、砂仁：应为"蔻仁、砂仁"。

王式之

王式之，生卒年不详，医寓曾在东四牌楼吉兆胡同。

方笺内容

王某，就诊于 1952 年 3 月 9 日。

前方用药甚效，惟阴虚肺热以致咳嗽未净，痰涎未清，再拟方。

清半夏二钱，元参四钱，栝蒌子（打）四钱，冬花二钱，广橘红三钱，川贝三钱，莱菔子四钱，桔梗三钱，马兜苓①三钱，丹皮四钱，炒杏仁（打）二钱，粉草一钱。引花粉三钱、浮萍二钱、当归三钱。

---

① 马兜苓：应为"马兜铃"。

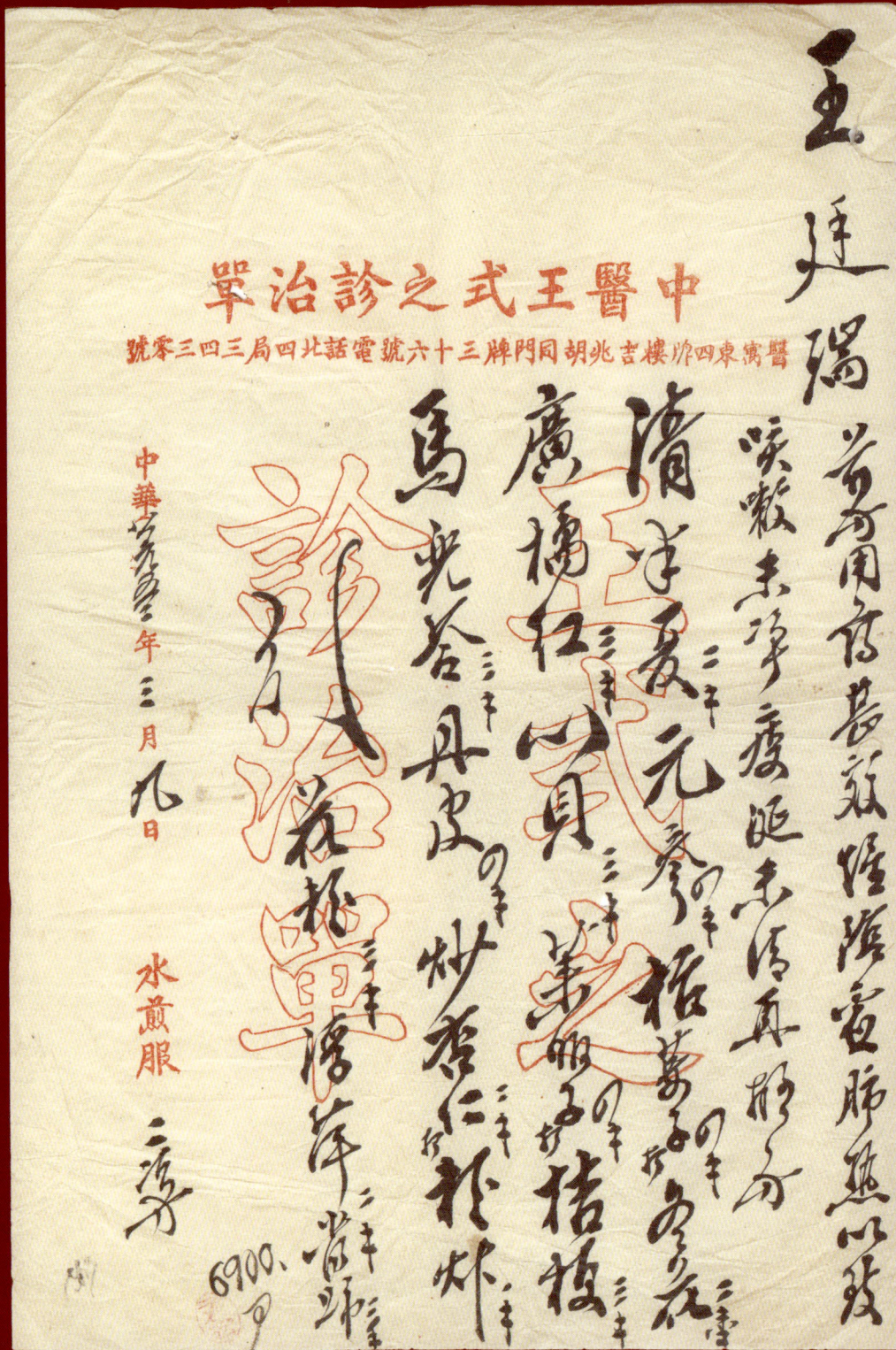

张滋田

张滋田，生卒年不详，似擅长幼科，其医馆在前门外打磨厂南深沟 11 号。

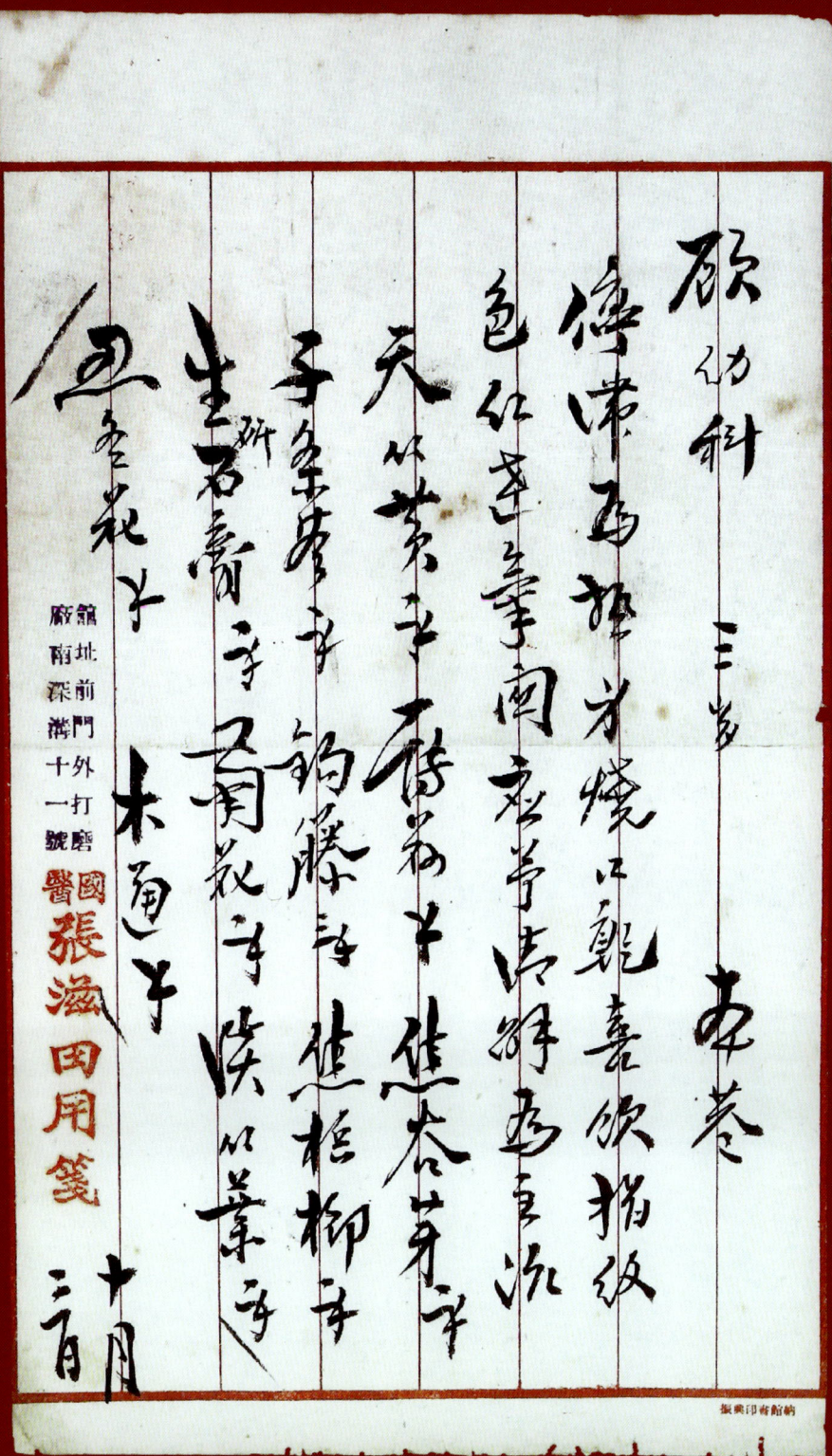

方笺内容

顾某，3 岁，就诊于十月三日。

停滞为热，身烧口干喜饮，指纹色红达气关，应予清解为主治。

天竺黄二钱，薄荷一钱，焦谷芽二钱，子条芩二钱，钩藤三钱，焦槟榔二钱，生石膏（研）二钱，菊花二钱，淡竹叶二钱，忍冬花一钱，木通一钱。

张源泉

张源泉，生卒年不详，医寓在簸罗仓2号，今德胜门内大街西侧一带。

方笺内容

某患者，就诊于十二月八日。

茯苓二钱，台党一钱，白术五分，甘草五分，天麻一钱，羌活一钱。

煎汤冲服，分四次用。

回天再造丸，一丸。

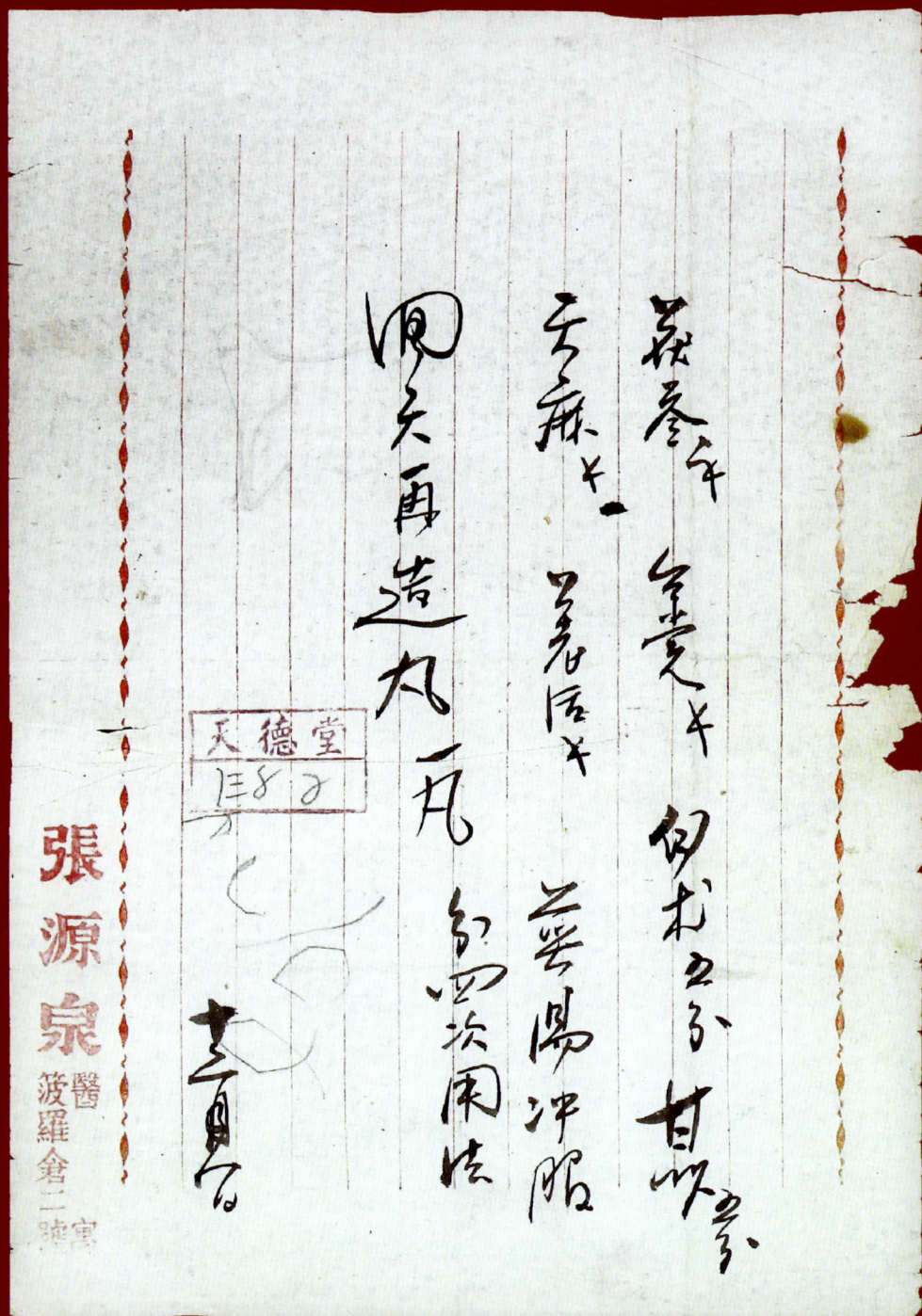

曹宗慈

曹宗慈，生卒年不详，曾开设惠群医馆。他为北京中医学会首届候补执行委员，后在北京医学院第一附属医院工作。

方笺内容

史某，男，就诊于 1950 年 10 月 25 日。

证象不整，仍以前法治之。

龙胆草一钱，云茯苓三钱，炒枳壳二钱，炒谷芽三钱，炒六曲三钱，炒奎芍三钱，大腹皮三钱，福泽泻三钱，台乌药二钱，延胡索二钱，当归尾三钱。

祁振华

祁振华（1899—1969），北京人。1915年，拜师学医。1923年，考取医师资格。其医寓设在西单报子街西口内55号。他曾在西鹤年堂出诊。1956年，受聘于北京中医医院。

后人整理出版了《祁振华临床经验集》。他的部分临床经验收载于《名老中医经验全编》。

方笺内容

史某，男，3岁，初诊于1954年5月25日。

麻疹将出，发热咳嗽，鼻涕，关节酸痛，脉浮数。

双花一钱半，芥穗八分，蝉衣五分，寸冬二钱半，竹叶八分，芦根（鲜）五钱，当归三分，粉葛八分，花粉一钱半。

二诊去芥穗、蝉衣，加浙贝二钱、杭菊一钱半。

赵炳南

赵炳南（1899—1984），原名赵德明，回族，经名伊德雷斯。1912年，在北京德善医室从师于名医丁德恩，学习中医皮肤疮疡外科。1920年，赵炳南在北京西交民巷开馆行医。曾任北京市中医公会外科委员、华北国医学院外科教授等职。中华人民共和国成立后，先后担任北京中医医院皮外科主任、副院长、名誉院长。是第二、三、四、五、七届北京市人大代表，北京市人大常委会委员，第四、五届全国人大代表。

著有《赵炳南临床经验集》。他的部分临床经验收载于《名老中医经验全编》。

方笺内容

某患者，就诊于十一月十八日。

金艮花一两，归身一两，松香一钱五分，乳、没四钱。[1]

———

[1] 本方笺出自白建疆先生所编《中医医方真赏》。

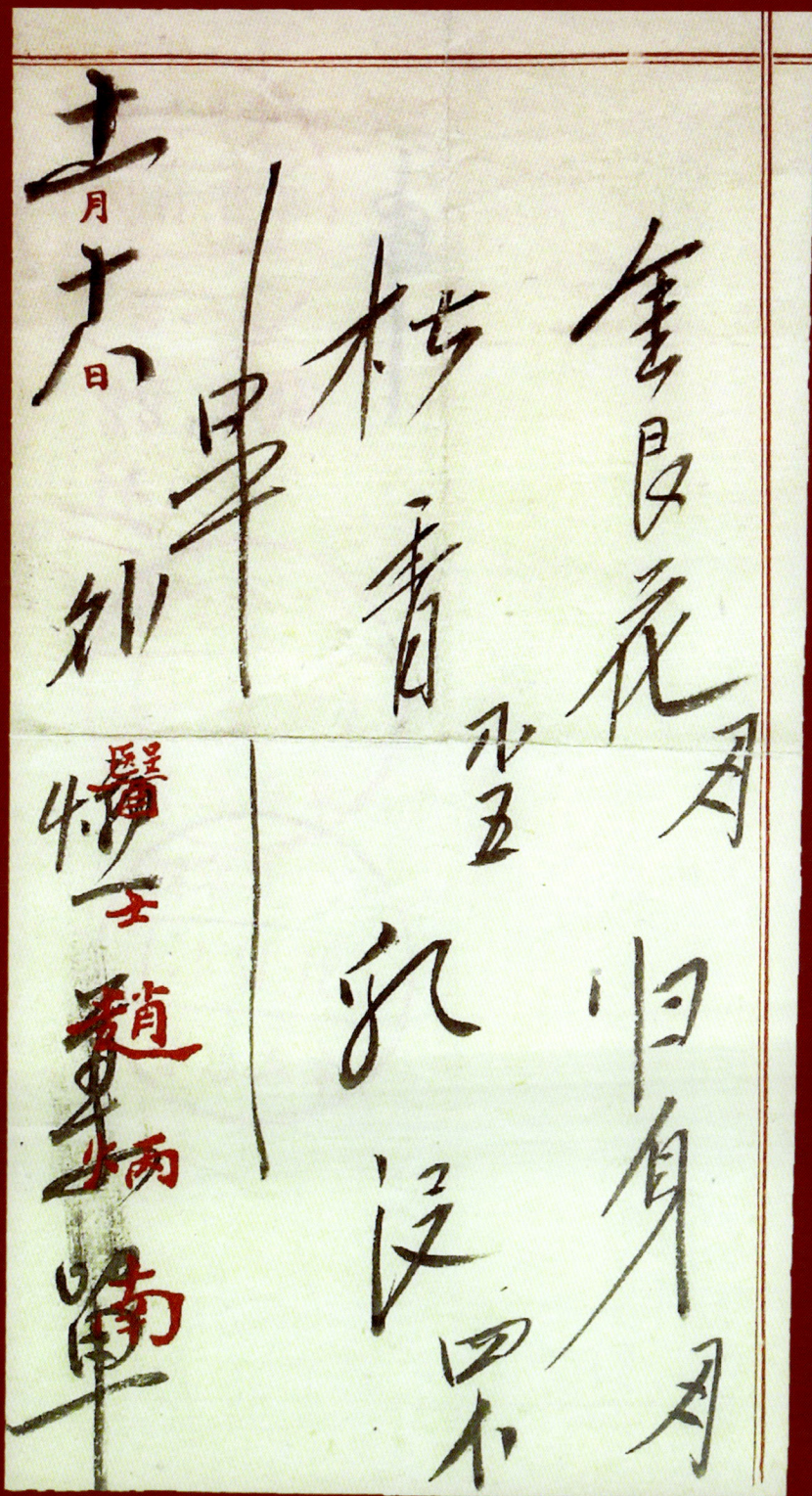

（二）方笺二

杨某，男，6 岁，就诊于 1956 年 3 月 4 日。

慢性肺气发炎[1]，咳嗽气呛声重，脉象数缓，仍宜滋阴清肺。

南橘络一钱，鲜石斛四钱，蒌仁二钱，肥知母二钱，炙百合三钱，桑叶、皮各一钱半，黄芩二钱，二冬二钱，旋覆花（包）二钱，黑元参一钱半，焦麦芽三钱，炒杏仁一钱。引用鲜茅根四钱。

---

① 慢性肺气发炎：指慢性肺炎。

處方箋

中醫研究院內科研究所

處方箋

（以錢爲單位）

門診號 16444　姓名 鄧海南　機關

桂枝夫（尖）　炒杏仁　京三棱
製草　廣橘皮　蓬莪术
粉丹皮　製鱉甲　南紅花
桃仁泥　炒鸡金　鮮生地
　　　　水煎日二服　分剂

禁忌　不宜过劳

電話（3）4531　　195 7 年 6 月 20 日

處方人 趙心波

醫葯公司國葯部
　第一門市部　崇文門大街346號　5.1483
　第二門市部　阜城門大街 19號　2.1417
　第三門市部　地安門大街 70號　4.0860

（三）方箋三

邓某，就诊于1957年6月20日。

桂枝尖一钱半，炒杏仁一钱，京三棱八分，制草一钱半，广橘皮二钱，蓬莪术八分，粉丹皮一钱，制鳖甲三钱，南红花一钱，桃仁泥一钱半，炒鸡金三钱，鲜生地三钱。

水煎，日二服，5剂。

禁忌：不宜过劳。

钱达根

钱达根，生卒年不详。民国时期，通过医师核验后行医，曾作为北京国医分会会员在《北京医药月刊》创刊号中做介绍。中华人民共和国成立前后，被乐舜记邀请为坐堂医，后来在北京中医学院任教。

方笺内容

金某，女，50岁，就诊于1953年3月30日。

素有心脏病，近一年余加重，气短心跳，头晕耳鸣，咳嗽白痰，不禁动作，大便时溏，心热嗜冷，脉搏不整，右部弦亢。

炙龟板一两，生山药一两，生苡仁八钱，建莲肉三钱，芡实米三钱，朱茯神五钱，远志肉三钱，酸枣仁四钱，龙眼肉三钱，柏子仁三钱，制香附二钱，绵茵陈四钱，生赭石三钱，黛蛤散（包）五钱，肥知母四钱，川楝子三钱，冬瓜皮六钱，淡黄芩二钱，法半夏二钱，小青皮一钱，生鸡金三钱。

马瑞唐

医家介绍

马瑞唐，生卒年不详，曾坐诊于沛仁堂，擅长内科、外科。1951年，参加北京中医学会针灸研究班第一班，在其总结中提到"医务工作者必须要结合政治，才可以做为人民服务的工作。若不明政治就不懂得工作，所以政治与工作是绝分不开的"。

方笺内容

李某，男，就诊于1950年10月22日。脉洪盛而浮。

风湿相搏，胸满，周身疙瘩刺痒热，度宜舒风散湿之剂。

桔梗三钱，防风三钱，鲜荷四钱，荆芥二钱，黄芩三钱，白芷三钱，川羌二钱，苡米四钱，腹皮三钱，秦艽三钱，厚朴三钱，炙草二钱，只实三钱，苍术三钱，天麻三钱。白酒为引。

王炳绶

王炳绶，生卒年不详，曾坐诊于沛仁堂，擅长内科、针灸科。

方笺内容

郭某，男，就诊于 1950 年 11 月 12 日。

脉沉数。

咽干口渴，胸满腹闷，四肢倦怠，宜养阴清热、平肝和胃之法。

川厚朴三钱，杭白芍五钱，寸冬五钱，生地五钱，天花粉三钱，炒枳壳三钱，六神曲（炒）三钱，知母三钱，细木通一钱半，条黄芩三钱，银花二钱半，茅根三钱，天门冬三钱，川贝母二钱，橘红二钱，甘草一钱。

水煎服。

刘梦庚

医家介绍

刘梦庚，生卒年不详，曾坐诊于沛仁堂。

方笺内容

郭某，男，就诊于 1950 年 11 月 13 日。

湿热兼感，畏冷头晕，咳嗽有痰，胸满纳少，肢倦神烦，治以清解。

鲜芦根五钱，杏仁三钱，连翘三钱，陈皮二钱，薄荷叶（后入）二钱，川贝二钱，牛子三钱，赤苓三钱，东瓜仁五钱，前胡三钱，清夏三钱，粉草一钱。引枯芩三钱、通草一钱、竹叶一钱半、枳壳三钱、玉金三钱、蒌仁三钱。

刘鸿英

刘鸿英，生卒年不详。民国时期在北京获得医师资格。曾坐诊于大生堂。中华人民共和国成立后，进入北京中医医院工作。

方笺内容

林某，男，35 岁，就诊于 1956 年 5 月 25 日。

两腮红肿，大便燥结，发烧，脉数。方用：

忍冬藤三钱，净连翘一钱半，射干一钱，马勃一钱，苦梗一钱，大青叶一钱，粉丹皮一钱半，黑元参二钱，板兰根一钱半，山豆根一钱半，山慈菇一钱，夏枯草一钱半，酒黄芩一钱，薄荷梗七分，粉草一钱，蒲公英一钱半。

匀三次服。

智圆行方　燕京医学名家处方手迹藏臻

方维录

方维录，即方苞庭，生卒年不详，原北京佑安医院主任医师王旭斋（1915—2004）之师。曾坐诊于崇文门乐善堂。

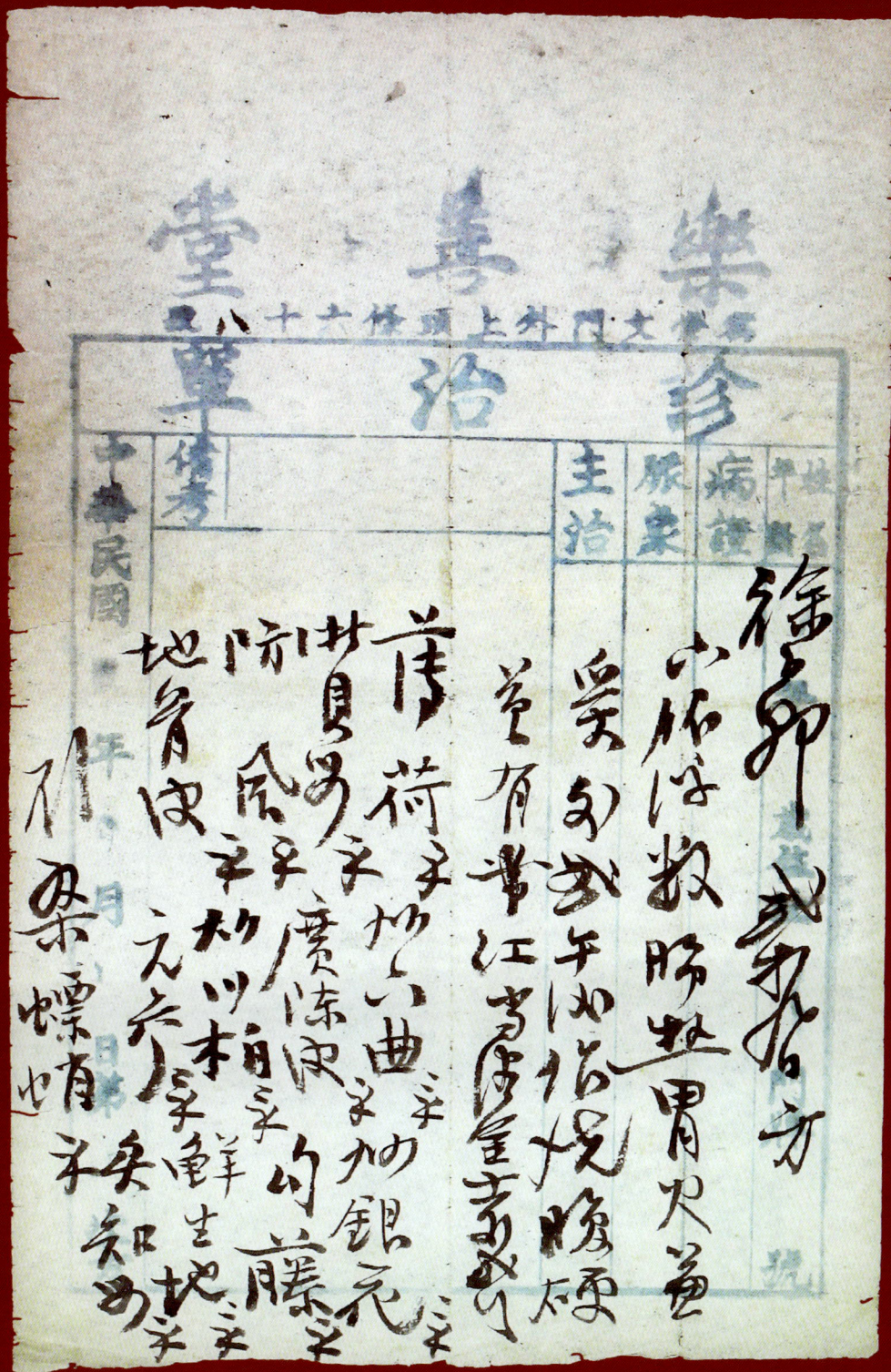

方笺内容

徐某，就诊于二月九日。

六脉浮数，肺热胃火兼血分热，午后作烧，腹硬兼有常红，当清金去热。

薄荷二钱，炒六曲三钱，炒银花三钱，浙贝母二钱，广陈皮二钱，勾藤三钱，防风二钱，炒川柏三钱，鲜生地三钱，地骨皮二钱，元参三钱，炙知母二钱。引桑螵蛸二钱。

李光宇

李光宇，生卒年不详，医寓曾在护国寺街 94 号。

方笺内容

范某，女，就诊于 1954 年 5 月 4 日。

症系内蕴伏火上升致咽肿痛发炎，口渴，舌腻龈痛，脉见沉弦且滑数。拟方以清内降火消炎之剂。

金银花三钱，蒲公英三钱，赤芍一钱半，枳壳一钱半，紫花地丁二钱半，白菊花二钱半，元参四钱，薄荷一钱半，青连翘二钱半，粉丹皮二钱，麦冬二钱，竹叶一钱半，鲜生地四钱，浙贝母三钱，冬桑叶二钱，黄连一钱半，生甘草一钱半。

水煎服。

郭明斋

医家介绍

郭明斋，生卒年不详。曾开办"北京明斋诊疗所"，医寓在前门区大外廊营胡同。

方笺内容

焦某，男，96岁，就诊于1953年4月16日。

少阳、阳明邪未清，头晕痛。发汗、利小便后，胃中燥烦实，大便难，浮弦脉。拟用增损大柴胡之法。

白僵蚕三钱，蝉衣（去足）二钱，广姜黄一钱，银柴胡一钱半，酒军炭一钱半，炒枳实二钱，条当归二钱，清半夏一钱半，杭白芍三钱，黄连一钱，炒栀子二钱，甘草一钱，白蜂蜜五钱。

一天分二次。

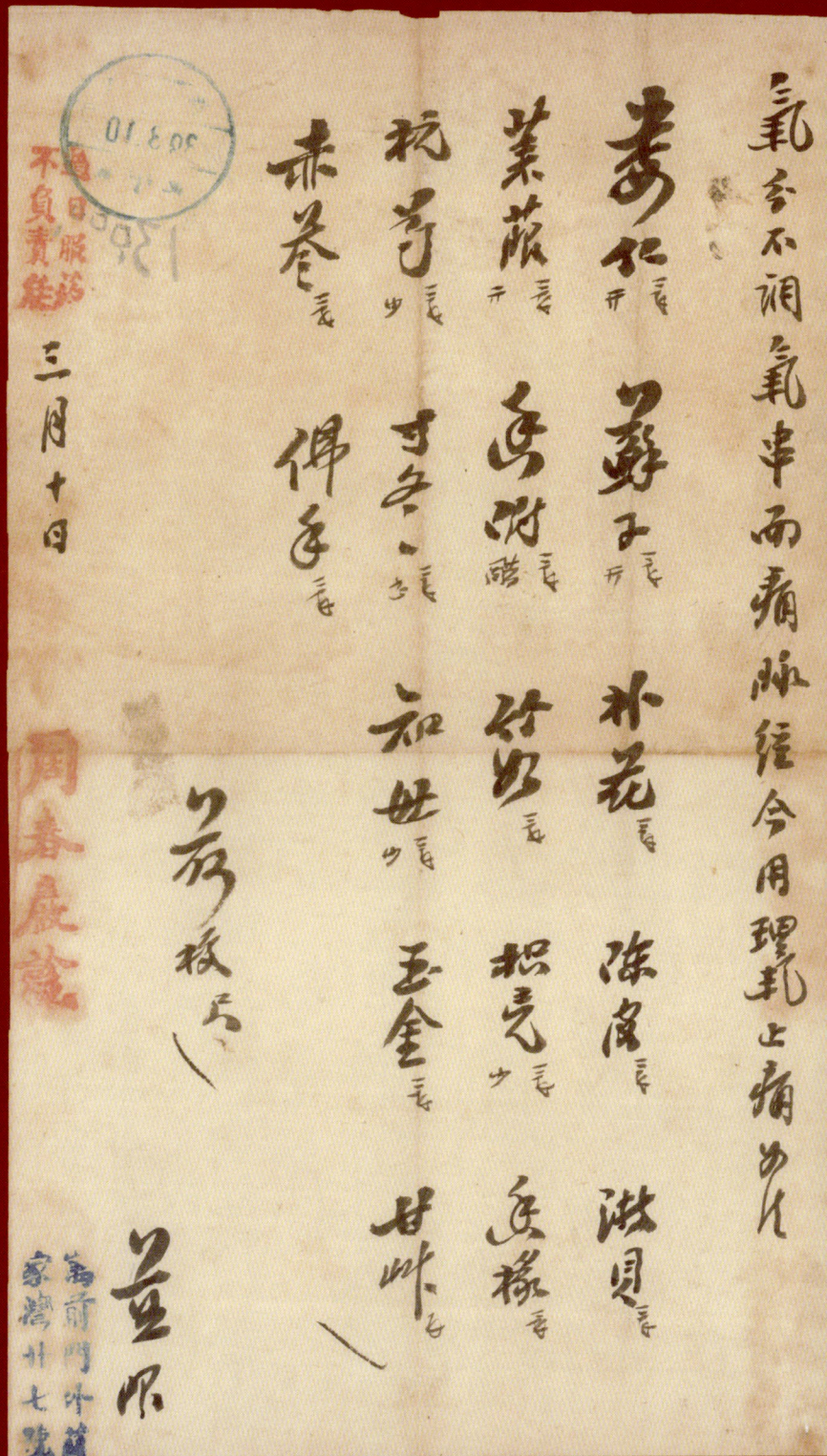

周春严

周春严，生卒年不详，医寓在前门外苏家湾北7号。

方笺内容

某患者，就诊于三月十日。

气分不调，气串而痛，脉弦，今用理气止痛为法。

蒌仁[①]（打）三钱，苏子（打）三钱，朴花三钱，陈皮三钱，浙贝三钱，莱菔（打）三钱，香附（醋）三钱，竹茹三钱，炒枳壳三钱，香橼三钱，杭芍（炒）三钱，寸冬（炒）二钱，知母（炒）二钱，玉金三钱，甘草一钱，赤苓三钱，佛手三钱，荷梗一尺。

煎服。

----

① 蒌仁：应为"蒌仁"。

张辅魁

张辅魁，生卒年不详。曾开设张辅魁诊疗所，位置在平安里石碑胡同 55 号。

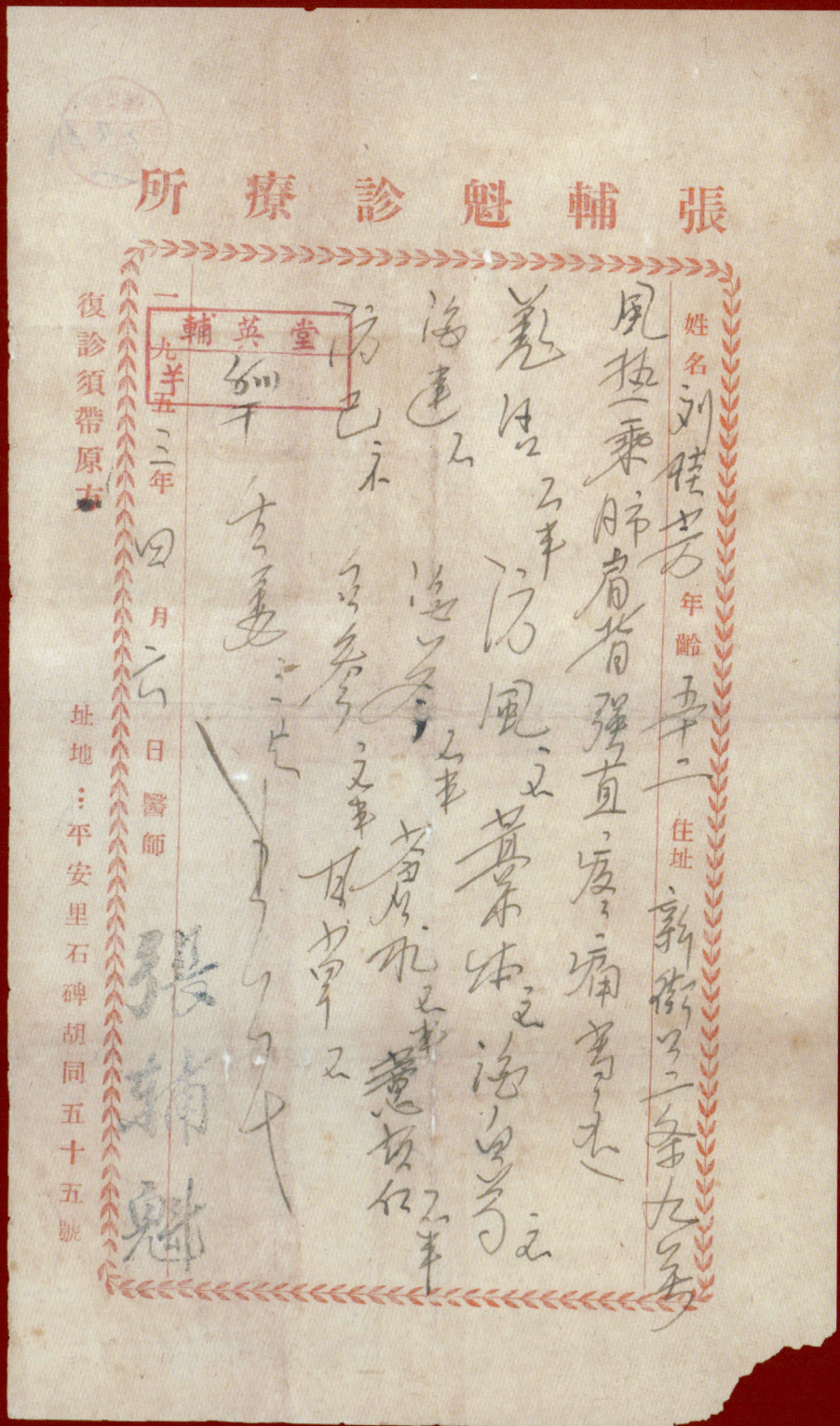

方笺内容

刘某，52 岁，就诊于 1953 年 4 月 6 日。

风热乘肺，肩背强直，疼痛莫名。

羌活一钱半，防风二钱，藁本二钱，酒白芍二钱，酒连一钱，酒芩一钱半，苍术一钱半，薏苡仁一钱半，防己二钱，台参二钱半，甘草一钱，生姜三片。

水煎服。

张仲元

医家介绍

张仲元（1910—1984），系民国时期北京第一家私立中医院——养浩庐中医院创立者杨浩如（1881—1940）的徒弟。1936年，张仲元考取中医行医资格后，在京悬壶。1956年，进入北京市第三医院中医科工作，随后又入北京积水潭医院中医科工作。

方笺内容

孙某，男，26岁，就诊于1956年2月8日。

病详病历，拟如前诊，易以为治。

莲子心一钱半，青竹茹四钱，朱茯神三钱，广橘红三钱，朱寸冬二钱，黄玉金一钱半，节菖蒲一钱半，生龙齿、生石决明各五钱，生蛤壳四钱，大栝蒌四钱，枳壳三钱。生姜汁七滴、淡竹沥水六分兑。

和紫雪五分、苏合香九一九，分冲。

服如前法。五剂。

王蔼如

王蔼如，生卒年不详，北京业医。

方笺内容

毕某，女，8 岁，就诊于 1956 年 3 月 27 日。

肺胃郁热以致身烧项肿，方宜清瘟消肿主之。

银花二钱，润元参三钱，连翘二钱，均青皮二钱，木通一钱，桔梗二钱，牛蒡子二钱，枳壳二钱，白僵蚕二钱，生地二钱，马勃二钱，荆芥穗二钱，薄荷叶二钱，生甘草一钱，鲜芦根三钱，姜二片。

张铁英

张铁英，生卒年不详，曾在北京崇外上头条 27 号开设诊所。

方笺内容

陈某，男，38 岁，就诊于 1954 年 10 月 16 日。

清宣再理气，舒肝镇静，健运养心主之。

厚朴炭三钱，川佛手六钱，均青皮四钱，柴胡四钱，远志肉三钱，鸡内金二钱，白檀香一钱半，干姜二钱，怀山药四钱，炮附子三钱，山茱萸六钱，净二冬各三钱，云苓三钱，夜交藤三钱，生姜引八片。

水煎服。

陆

进京与出京

　　近现代以来，北京由于城市地位重要，吸引了众多其他地方的中医进京开业行医，以谋求发展。尤其是中华人民共和国成立以后，卫生部中医研究院、北京中医学院成立，大批知名中医被调进北京，承担中医教学及临床指导工作，这吸引了更多的中医从业者进京，也丰富了北京的中医底蕴。本章收录了部分进京工作的中医及其方笺。另外，也有部分中医出京工作，在此一并记录。

附 郭士魁

医家介绍

郭士魁（1915—1981），北京人。早年在仁和堂、太和堂药店当学徒，后随赵树屏学习，曾在北平国医学院、北平医学讲习会学习，毕业后在京行医。1953 年，郭士魁调至卫生部中医研究院筹备处，后师从冉雪峰，并调至中医研究院西苑医院心血管病研究室。任第五届全国政协委员。1980 年，获"全国劳动模范"称号。

编著有《活血化瘀文献选辑》《杂病证治》等。

方笺内容

孟某，男，58 岁，就诊于 1971 年 11 月 3 日。

血压（右）110/70 mmHg。

川芎四钱，党参四钱，玉竹六钱，桂枝三钱，红花四钱，薤白六钱，丹参六钱，当归四钱，郁金六钱，香附五钱，玫瑰花三钱。

水煎服，4 ~ 12 剂，每剂煎 2 次，每日服 2 次。

黄竹斋

黄竹斋（1886—1960），原名黄谦，又名维翰，字竹斋，又字吉人，晚号中南山人，又号诚中子。祖籍陕西临潼，清光绪年间迁居西安，入西安籍。14岁随父锻铁，后发奋自学，博览经史，涉猎百家，之后又从事中医学研究，自学成才，学识渊博。

先后整理编撰了50余部中医学著作，如《伤寒杂病论集注》《针灸经穴图考》《医圣张仲景传》《伤寒杂病论会通》《金匮要略方论集注》等。后人整理出版了《黄竹斋医书全集》。

方笺内容

某患者，女，就诊于九月二十四日。

条沙参四钱，乌犀角一钱，朱茯神五钱，石决明（生）三钱，半夏曲（保宁）二钱，金石斛（先煎）三钱，杭赤芍三钱，青蒿梗三钱，炙粉草一钱半，竹茹（鲜）三钱，姜汁（冲）一杯。

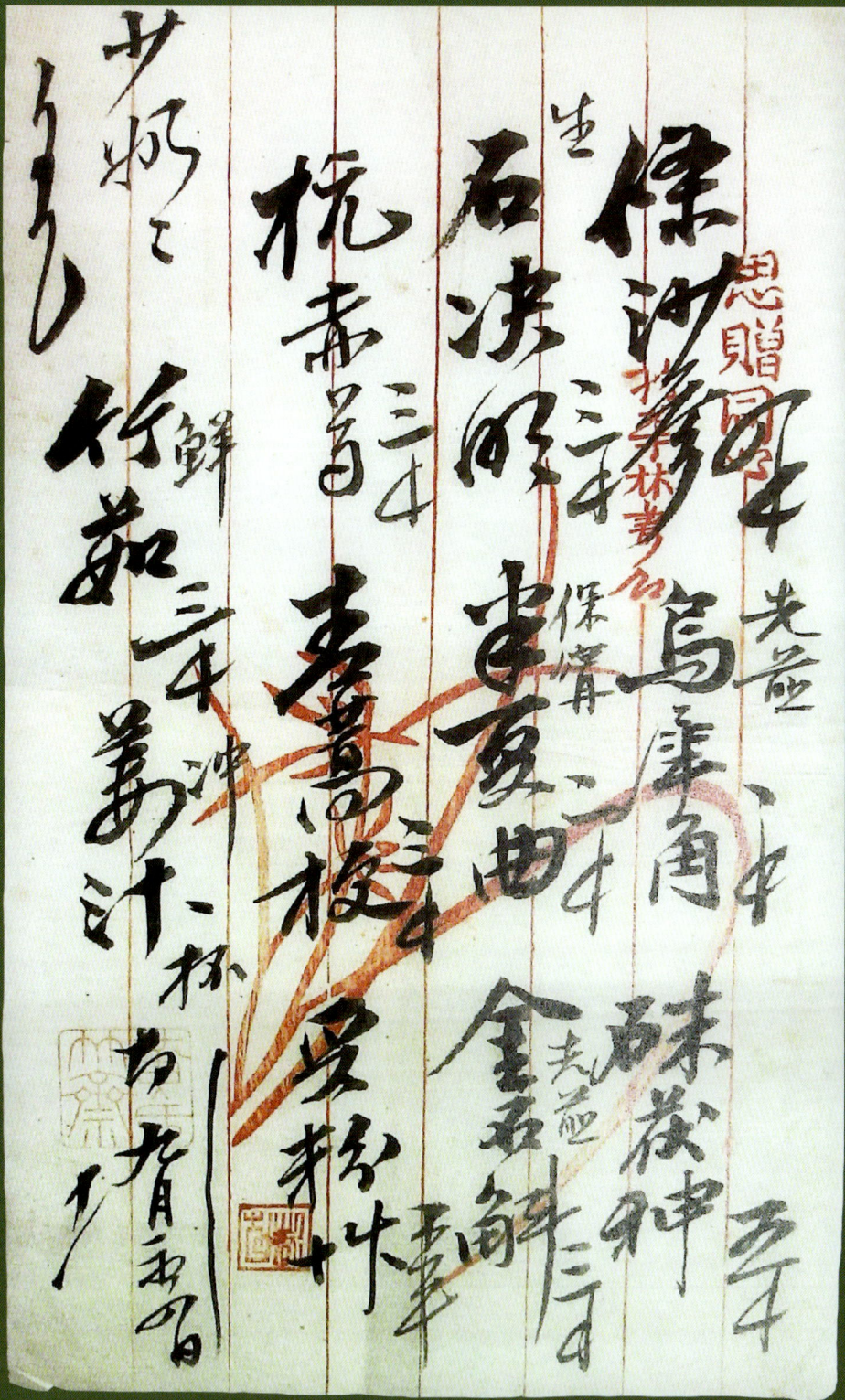

附 高辉远

医家介绍

高辉远（1922—2002），湖北蕲春人，出自中医世家。1954年，参加卫生部中医研究院的筹建工作。1958年，受业于中医学家蒲辅周先生，时间长达17年之久。曾任中国中医研究院高干、外宾治疗室副主任，周恩来同志保健医疗主任，中国人民解放军第三〇五医院医疗研究室副主任和中医科主任。

主编《蒲辅周医案》《蒲辅周医疗经验》。后人整理出版的著作有《高辉远经验研究》《高辉远学术经验真传》。

方笺内容

洪某，女，4岁半，就诊于1980年5月11日。

太子参8g，茯苓8g，菖蒲5g，远志5g，益智仁5g，僵蚕6g，钩藤6g，炙草3g，小麦8g，大枣（劈）5枚，建曲5g。①

---

① 本方笺中的药物省略了质量单位，现补充质量单位"g"。

钱祺光

医家介绍

钱祺光（1887—1983），河北河间人。幼时在瓷器店当学徒，工余习医，后教私塾兼开药铺。1957年，经人举荐调到保定从医。1958年，获卫生部颁发的"破除迷信，解放思想，卫生技术革命先锋"奖，出席全国医药卫生技术革命经验交流大会，被中国医学科学院聘为特约研究员。

编著有《肝硬变中医治疗经验》。

方笺内容

徐某，男，成年，就诊于1968年8月19日。

白术二钱，川朴二钱，陈皮五钱，只壳三钱，清夏三钱，卜荷①三钱，菊花五钱，草决明五钱，柏子仁五钱，甘草二钱。

---

① 卜荷：应为"薄荷"。

郑守谦

郑守谦（1889—1969），字啬园，湖南长沙人。1934 年，与刘岳、吴汉仙等人创办湖南国医专科学校，任教务主任。1949 年，任长沙市联合门诊部主任兼卫生局进修班副主任。1956 年，调至中医研究院附属医院（西苑医院）工作。

编著有《内科杂病综古》《四诊讲义》等。

方笺内容

（一）方笺一

刘某，就诊于十月初二。

柏叶（扁，炒炭）四钱，牛膝（川）二钱，元参二钱，竹茹（炒焦）三钱，丹皮（炒焦）四钱，白芍三钱，丝瓜络三钱，柿蒂三枚（引），白茅根六钱，当归尾三钱。

三付。

（二）方笺二

孙某，女，30 岁，就诊于 1960 年 3 月 17 日。

台党四钱，茯苓四钱，菖蒲一钱，泽泻一钱，淮山四钱，当归四钱，独活一钱，陈皮三钱，藿香三钱，白芷一钱，老扣衣[①]三钱，益母草五钱，贯仲三钱，防风一钱半，柴胡七分，南木香七分，生姜三片。

水煎服，6 剂。每剂煎 2 次，每日服 2 次。

---

① 老扣衣：应为"老蔻衣"。

姚和清

姚和清（1889—1972），早年跟随舅父邹明辉学习中医眼科，后在宁波行医。因治愈一位失明20余年的患者，医名鹊起，求治者甚众。1956年，被调至卫生部中医研究院工作。

其子整理的著作有《眼科证治经验》。

方笺内容

（一）方笺一

廖某，男，27岁，就诊于1956年6月20日。

左目因运动过于努力致眼底脉络出血瞳神之内，成为血贯瞳神，已失明，仅知光觉。现在两目眶均痛，左边头部目与眶原本不痛，来申治疗一个月，方始作痛。因首次作痛时胸部漾之欲呕，只有九个小时，此后仅偏左头目痛，不觉有呕，口干，前板齿燥，右边牙痛，咽干，喜凉饮，舌赤边缘微紫，脉洪数。拟增液白虎为主。

大生地八钱，元参四钱，生石膏（先煎）八钱，知母三钱，麦冬四钱，生甘草一钱，生米仁六钱。

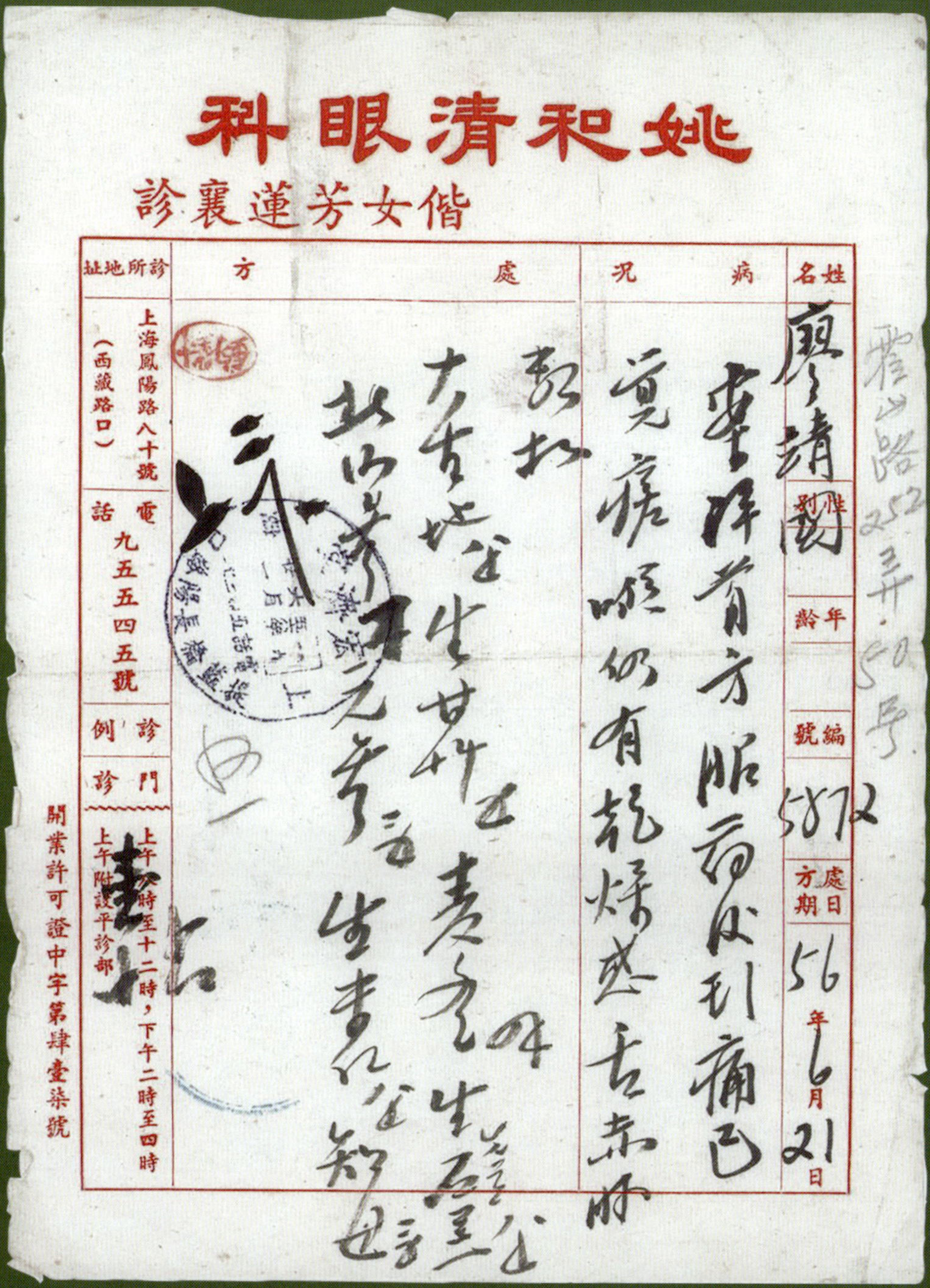

姚和清眼科
偕女芳蓮襄診

姓名	病況	處方	診所地址

（右上角手写）霍山路252弄5号

姓名：廖靖
性別：男
年齡：
編號：5872
處方日期：56年6月21日

上海鳳陽路八十號（西藏路口）
電話 九五五四五號
門診：上午八時至十二時，下午二時至四時
診例：上午附設平診部
開業許可證中字第肆壹柒號

（二）方笺二

廖某，就诊于 1956 年 6 月 21 日。

案详前方，服药后头痛已觉瘥，喉仍有干燥感，舌赤脉数。拟：

大生地八钱，生甘草一钱，麦冬四钱，生石膏（先煎）八钱，北沙参一钱，元参三钱，生米仁八钱，知母三钱。

一贴。

徐季含

徐季含（1891—1968），湖南长沙人，早年习医并在故里应诊。1955年，调卫生部中医研究院工作，后任中医研究院西苑医院内科主任。

方笺内容

江某，女，51岁，就诊于1965年9月20日。

党参四钱，白芍五钱，法夏三钱，陈皮二钱，苡仁五钱，砂仁一钱半，杜仲三钱，千年健三钱，海桐皮四钱，山萸肉三钱，明天麻三钱，大熟地四钱，制香附二钱。

智圆行方　燕京医学名家　处方手迹藏臻

王文鼎

王文鼎（1894—1979），重庆江津人。早年参加革命工作，并加入中国共产党，对革命事业做出了贡献。1956年，调到卫生部中医研究院工作。曾任全国人大代表、全国政协五届常委、卫生部顾问等职。

方笺内容

某患者，就诊于十一月二十四日。

鲜枇杷叶一百张（去毛），藕节四两。

以二味煎取浓汁，去渣。

莲肉八两，雪梨一斤（去皮核），红枣四两（去皮核）。

以前二味煎后，三味加蜂蜜半斤。

收为膏子，每服一匙，开水冲。

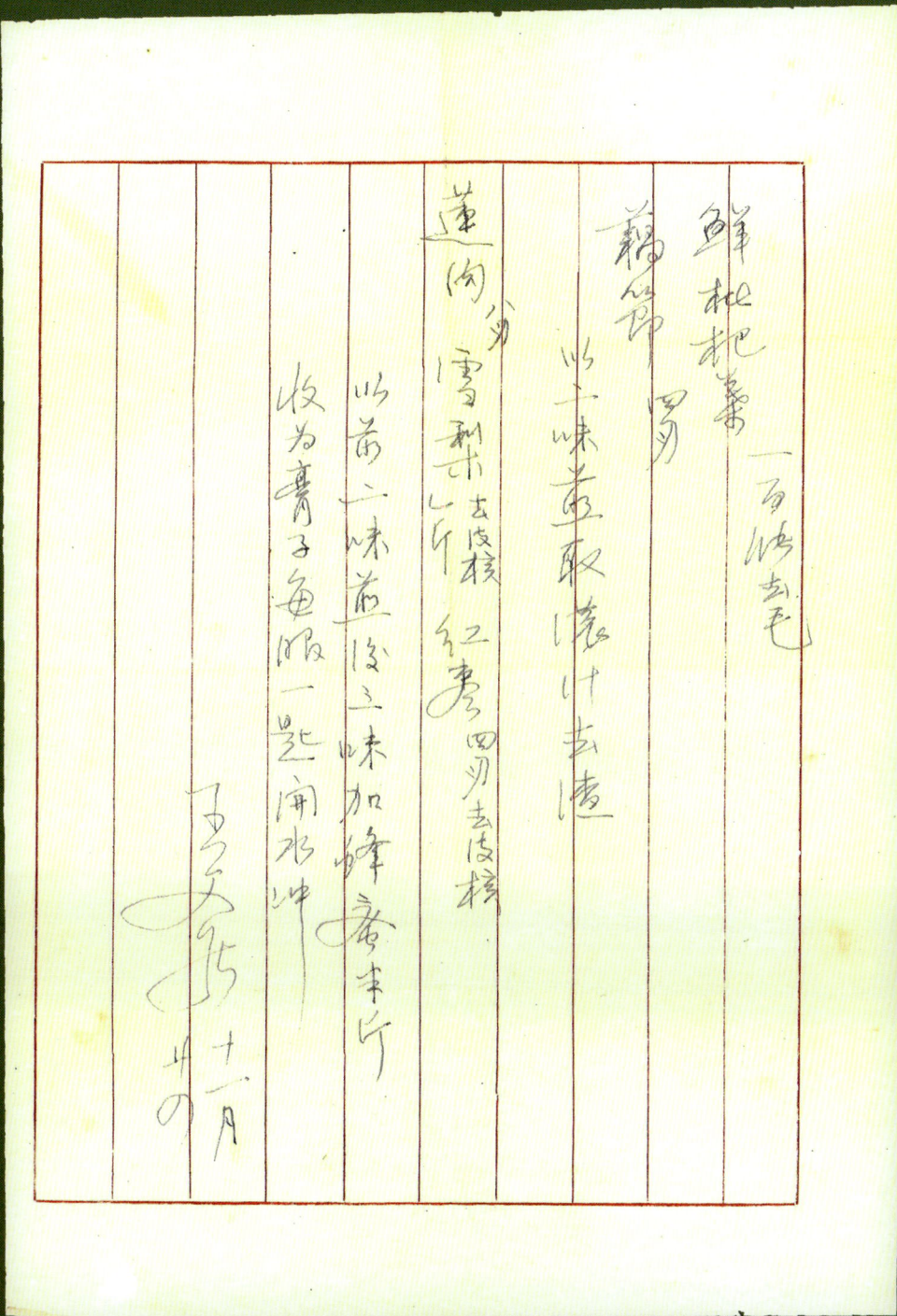

赵惕蒙

赵惕蒙（1896—1958），原籍江西。精通伤寒、温病，后奉调入京，进入卫生部中医研究院工作，与陈慎吾、李振三专攻肝病。

著有《伤寒论浅注》《金匮要略讲义》等。

方笺内容

某患者，就诊于民国三十七年十月十七日。

腿间发疹，睛见赤络。

紫荆皮一钱，条赤芍一钱半，浙贝母三钱，连翘衣三钱，酒条芩一钱，忍冬藤一钱半，丝瓜络一钱，正赤苓二钱，料豆衣一钱，大豆卷一钱半，海桐皮一钱，荆芥穗五分。

忌食鱼。

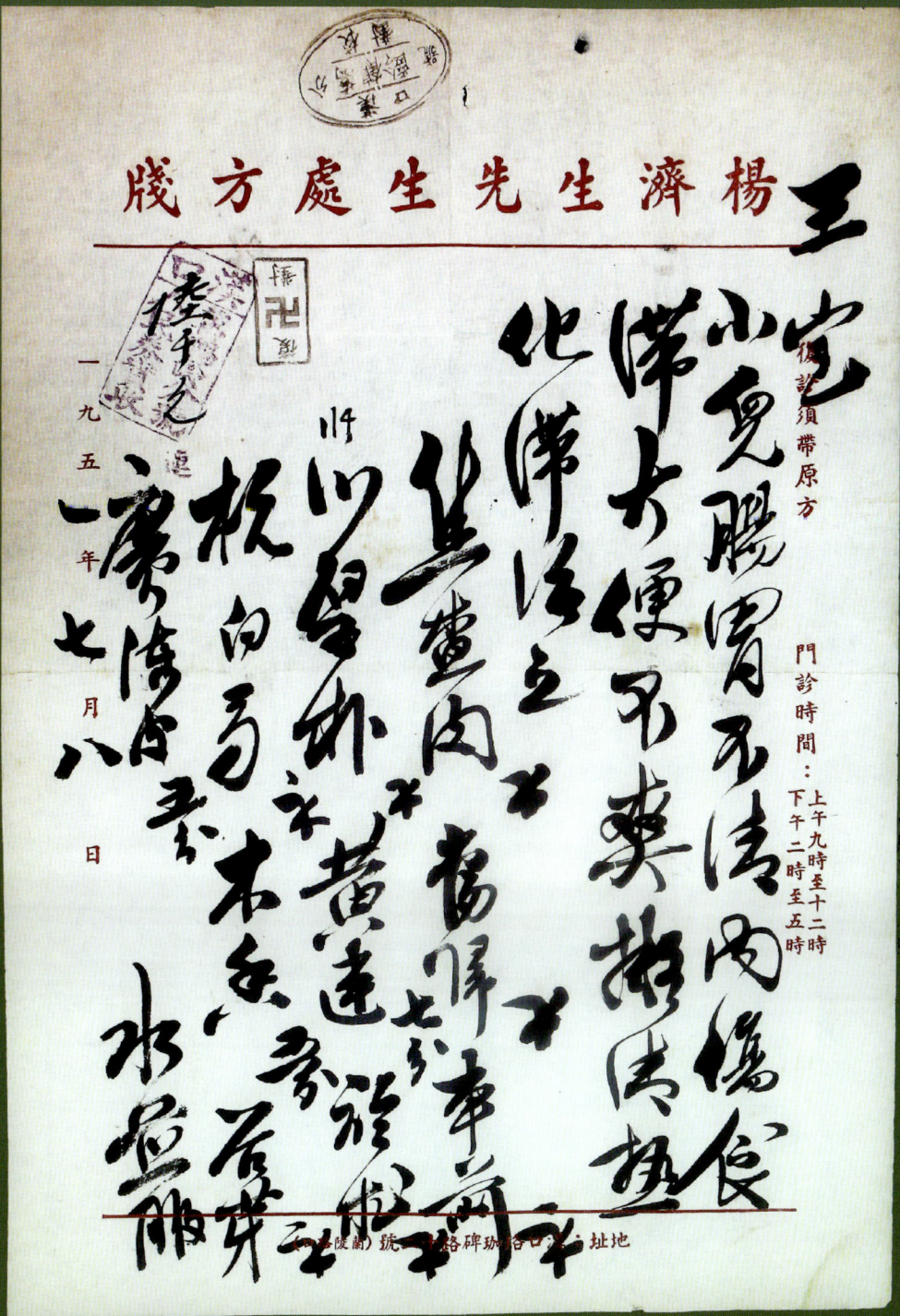

杨济生

　　杨济生（1896—1975），山东人，生于中医世家。自幼熟读中医药经典著作，悬壶于武汉。1955年，杨济生奉调入京，在中央直属机关第六医院和中苏友谊医院（现北京友谊医院）中医部工作。杨济生是最早的卫生部中医顾问，并兼任北京中医学会顾问。

方笺内容

（一）方笺一

　　王某，就诊于1951年7月8日。

　　小儿肠胃不洁，内伤食滞，大便不爽。拟清热化滞治之。

　　焦查肉一钱，当归一钱，车前二钱，川厚朴一钱，黄连七分，於术一钱，杭白芍二钱，木香五分，谷芽二钱，广陈皮五分。

　　水煎服。

余无言

余无言（1900—1963），原名余愚，字择明，江苏阜宁人。少时随父学医，18 岁应诊。1920 年，在上海向俞凤宾、维都富尔学习西医。1929 年，与张赞臣合设诊所，共编《世界医报》。1934 年，任中央国医馆名誉理事兼编审委员，并先后在上海中国医学院、中国医学专修馆、苏州国医研究院、上海新中国医学院任教。1938 年，另立上海中医专科学校，任教务长。

编著有《实用混合外科学总论》《实用混合外科学各论》《伤寒论新义》《金匮要略新义》《湿温伤寒病篇》《斑疹伤寒病篇》《翼经经验录》等。

方笺内容

诸某，就诊于 1960 年 12 月 11 日。

赤、白芍各四钱，生黄耆三钱，川桂枝二钱，地肤子二钱半，炙甘草二钱半，茯苓皮四钱，生姜三片，蝉衣一钱半。

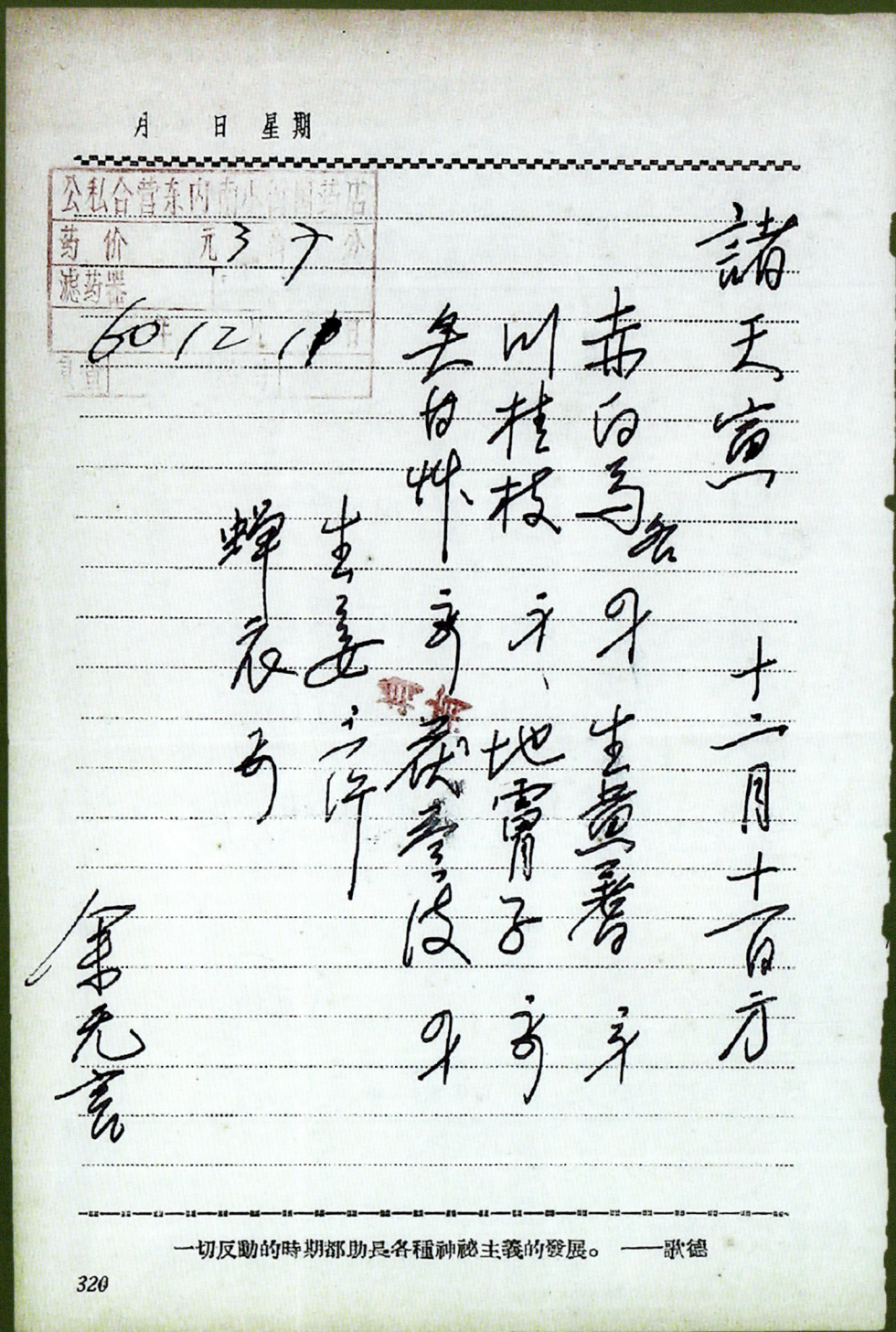

张志纯

张志纯（1900—1977），早年毕业于北京专科学校，古汉语基础扎实。民国时期，先后在黑龙江绥芬河及哈尔滨任中学语文教师，课余时自学中医典籍，后在哈尔滨正式开业行医。中华人民共和国成立后，张志纯返京，在东城北新桥药店坐堂行医。1956年，调入北京中医学院，成为该学校的首批教师之一。

方笺内容

（一）方笺一

陆某，就诊于1973年7月20日。

丸药配方：

太子参五钱，远志五钱，菖蒲五钱，茯苓五钱，炒枣仁五钱，当归五钱，白芍七钱，白术五钱，灵磁石八钱，柴胡四钱，钩藤五钱，陈皮四钱，珍珠母八钱，法夏五钱，首乌六钱，黄精八钱，龙眼肉六钱，木香四钱，川断五钱，甘草三钱。

以上共研，炼蜜为丸，每重一钱。

服法：每次2～3丸，每日早、晚白水下。

功用：参阅以前各方案。

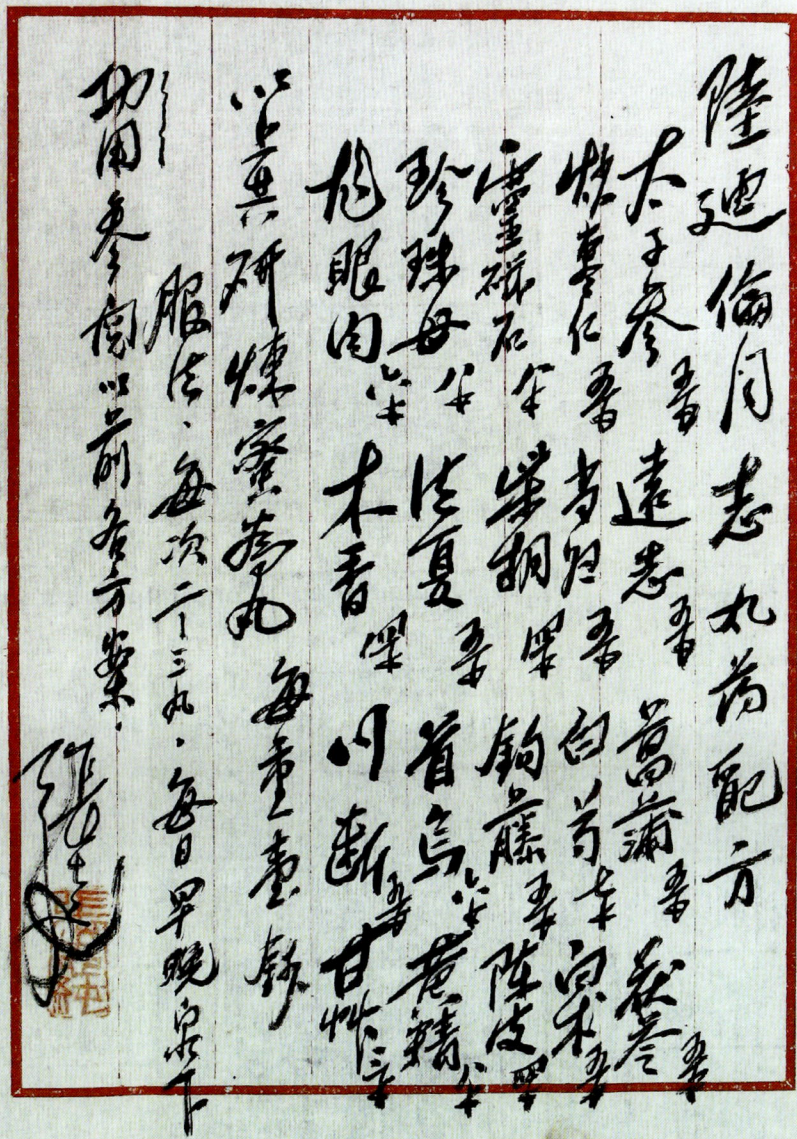

（二）方笺二

金某，就诊于十一月二十四日。

形寒肢冷已减，头眩腰酸亦轻。面浮足肿，心悸气短，咳嗽泛恶，胸闷窒塞，腹膨胀硬，溲癃便艰，经少带下多，脉象濡弦，还防生变。

云白苓二钱，猪苓二钱，泽泻二钱，桂枝一钱，苍术一钱半。

上五味，研细末，分三次水煎温服（连渣调服）。

苦杏仁（去皮尖，打）五钱，抱茯神三钱半，旋覆花（包）二钱，沉香曲（包）三钱，带节生麻黄一钱半，炒枳壳一钱半，陈广皮一钱半，春砂仁（敲小粒，酒下）一钱，大腹皮（洗）三钱，制川朴九分，清炙草六分。

（三）方笺三

潘某，女，就诊于六月二十六日。

腑行较实，常下已减，时而心烦闷恶，时而心悸眩鸣，或为脘痛，或自泪下。舌苔薄腻，脉象细涩。肝旺脾弱，心虚气郁，羌延已久，病根当深，虽本见效，还宜慎调，并希明政。

姜半夏三钱，朱茯神五钱，制香附三钱，淮小麦（包）三钱半，旋覆花（包）二钱，炒枳实一钱半，沉香曲（包）三钱，炙甘草九分，广玉金（生打）二钱，陈广皮一钱半，白蔻仁（敲小粒，酒下）一钱，琦楠香（研冲）一分。灵磁石（打）一两半、左牡蛎（煅打）一两半、苍龙齿（生打）六钱，三味先煎。

（二）方笺二

孙某，就诊于六月二十九日。

身热不凉，恶风未罢，头胀昏晕，肩胛发酸，口苦，脉象濡数，余热内恋。治以清解。

霜桑叶三钱，鲜藿香三钱，净连翘三钱，白池菊三钱，江枳壳三钱，赤茯苓三钱，青蒿梗三钱，鲜竹茹三钱，丝瓜络三钱，白蒺藜三钱，香谷芽三钱。

（三）方笺三

柴某，男，就诊于四月二十七日。

囊肿睾胀，左半已小，小溲亦渐清长，厥阴之脉环络前阴，肝气不和，挟湿热下注。仍以疏肝清化为法。

炒蒺藜三钱，全瓜蒌（切）四钱，赤茯苓三钱，玄胡索二钱，陈橘核二钱，淡昆布三钱，川楝子二钱，川黄柏（盐水炒）二钱，煅瓦楞四钱，荔子核（炒打）十枚。

北京中醫學院附屬醫院

門診处方箋　　1965,12,25,

年　月　日

科別

| 姓名 | 孫匹夫 | 年齡 | 34 | 性別 | 男 | 病历号 | 14267 |

| 証立及候法 | |

处方

||细生地三 天麦冬各半 川百合半

青黛毛五 海蛤殻三 甜杏仁半

橘络寸 生苡仁三 枇杷叶毛三

五剂

北新桥国药店
药价 9元4角0分
65年12月25日

药费＿＿＿＿　調剂＿＿＿＿　医师＿＿＿＿

智圆行方　燕京医学名家
　　　　　处方手迹藏臻

（四）方笺四

孙某，男，34岁，就诊于1965年12月25日。

细生地三钱，天、麦冬各一钱半，川百合一钱半，青黛（包）五分，海蛤壳三钱，甜杏仁一钱半，橘络一钱，生苡仁三钱，枇杷叶（去毛）三钱。

五剂。

章次公

医家介绍

章次公（1903—1959），名成之，号之庵，江苏镇江丹徒人。1919年，就读于上海中医专门学校，师从孟河名医丁甘仁及经方大家曹颖甫，又问学于国学大师章太炎。1925年，章次公毕业后在上海开业行医，并任职于广益中医院，后与陆渊雷、徐衡之合力创办上海国医学院。1955年，章次公赴京工作。曾任北京医院中医科主任、卫生部中医顾问、中国医学科学院院务委员、第三届全国政协委员等职。

编有《药物学》《诊余抄》《道少集》《立行集》《杂病医案》《中国医学史话》等，与徐衡之合辑《章太炎先生论医集》。后人整理出版的著作有《章次公医案》《章次公医术经验集》。

方笺内容

（一）方笺一

邓某，女。

潞参一两，淮山药四两，甘杞子四两，菟丝子四两，酸枣仁一两，大熟地一两，生黄芪六两，金毛脊三两，全当归八两，制首乌六两，明天麻二两，抱茯神一两。

浓煎，真蜂蜜二斤、洋菜四两。

北京中医学会印

（二）方笺二

邓某，就诊于 1957 年 10 月 13 日。

（一）鳖甲胶半斤烊化，真蜂蜜二斤，与胶搅和，再加山药（炒）四两，研末和入。

（二）鸡内金（焙）一两、土鳖虫（焙）六钱、青皮一两，上三味，共研细末，分三十包，一天用一包，再匀作两次服之。

智圆行方　燕京医学名家处方手迹藏臻

附属人民医院中医处方笺

住院号 門診号		姓名	房金祥	男 女	年龄	
病房号		床号		195	7 年 10 月 3 日	

用法：

医师

格式201号1959.2.600本

徐衡之

徐衡之（1903—1968），江苏常州人。曾师从章太炎，后与恽铁樵亦师亦友。1929年，与陆渊雷、章次公合作创办上海国医学院。之后在上海、常州两地行医。中华人民共和国成立后，到中央人民医院担任中医科主任。

独著有《湿温伤寒常识》。与姚若琴一起编写的著作有《宋元明清名医类案》《五家医案》等。

方笺内容

（一）方笺一

马某，就诊于1959年10月3日。

黄芪六钱，苍、白术各二钱，胡连一钱，党参五钱，茯苓四钱，草梢三钱，升麻三钱，陈皮三钱，生地四钱，制军一钱。

五剂。

（二）方笺二

血相[1]下趋，面色亦日见苍白，精神、食饮尚可，脉数，舌淡，上、下肢有瘀斑。血色素7.5 g[2]，白血球4 000[3]，血小板17 000[4]。

黄芪八钱，黄肉五钱，血余炭五钱，故纸三钱，党参四钱，枸杞子一钱半，儿茶二钱，苁蓉三钱，黄精五钱，丹参三钱，鳖甲胶三钱，肉桂（后下）一钱，鹿角胶三钱，升麻三钱。

六剂。

---

① 血相：应为"血象"。
② 血色素7.5 g：即血红蛋白7.5 g/dL。
③ 白血球4 000：即白细胞4×10^9 /L。
④ 血小板17 000：即血小板17×10^9 /L。

智圆行方 燕京医学名家处方手迹藏臻

陆广莘

医家介绍

陆广莘（1927—2014），江苏松江人，是全国老中医药专家学术经验继承工作指导老师，并获评首届国医大师。1945年，先后师从陆渊雷、章次公、徐衡之等学习中医。1948年，毕业行医。1952年，考入北京大学医学院。1957年，分配至中央人民医院。1983年，调中国中医研究院中心实验室，任副主任。1985年，组建中医基础理论研究所，任副所长。

著有《陆广莘医论集要：中医学之道》。

方笺内容

马某，男，就诊于1960年1月12日。

苍术五钱，陈皮三钱，当归三钱，升麻四钱，木香（后下）一钱，益母草五钱，生耆五钱，白芍五钱，焦三仙四钱，乌梅三钱，五味子一钱，甘草一钱。

四剂。

宋向元

宋向元（1905—1966），字觉之，号寿轩，天津人。1929 年，毕业于陈泽东创办的天津私立中国医学传习所，后拜王跻庭、艾茂斋为师。1954 年，进入天津市中医门诊部工作。1957 年，调至北京中医学院。

论著有《论张仲景史略及其遗著问题》《祖国古代名医——华佗》《略论〈颅囟经〉的贡献及其它》《漫谈〈痧胀玉衡〉的贡献》。编写出版了全国高等中医药院校第 1 版《中国医学史》教材。

方笺内容

庄某，女，成年，就诊于 1963 年 7 月 19 日。

效可常服。

瓜蒌皮三钱，丹参二钱，佛手片三钱，清半夏二钱，老熟地五钱，鹿角胶二钱，白梅花一钱，川断四钱，枸杞子二钱，豨莶草①五钱，山萸肉二钱，杜仲二钱，紫菀一钱。

五剂，隔日一剂。

---

① 豨签草：应为"豨莶草"。

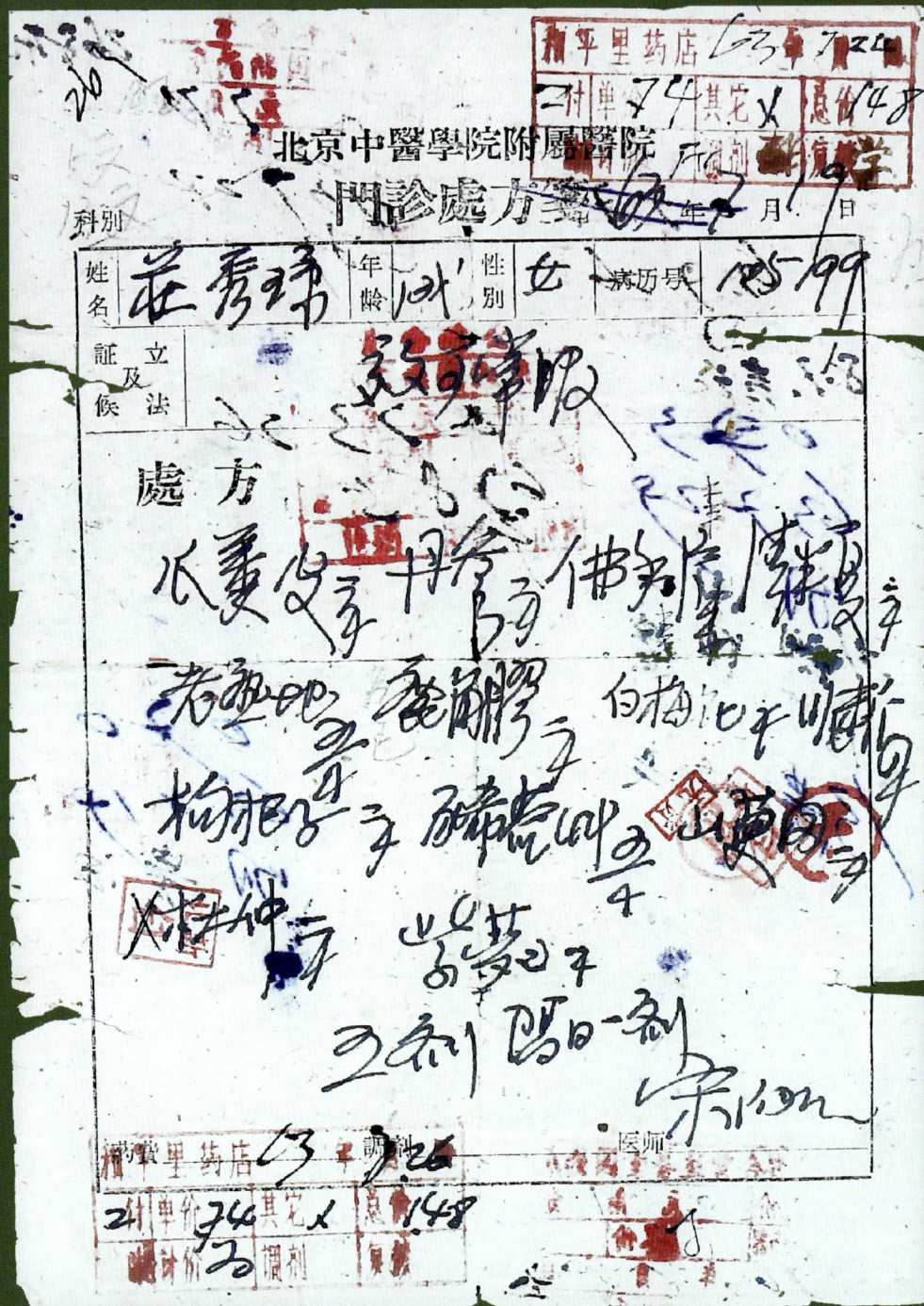

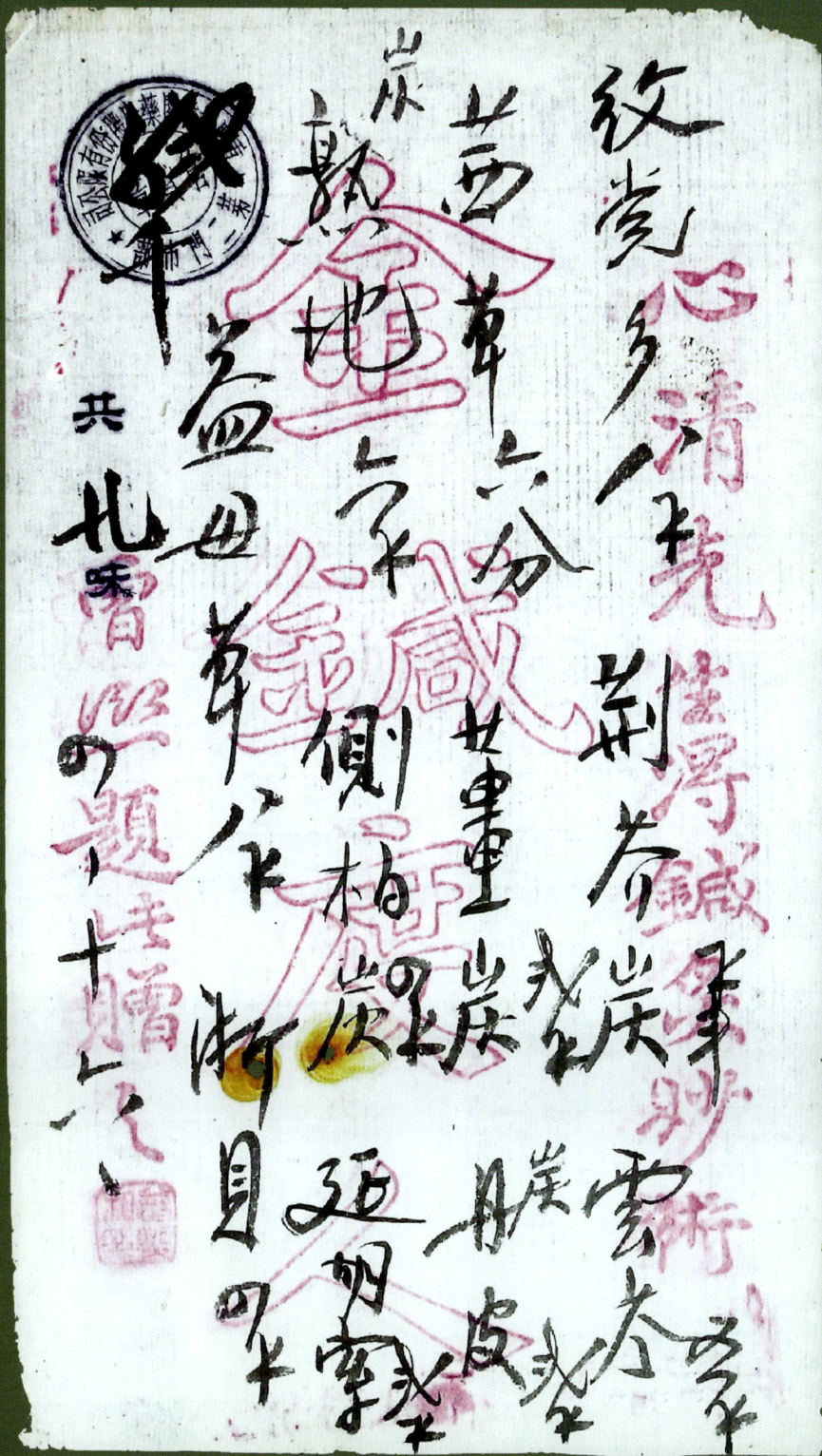

叶心清

叶心清（1908—1969），字枝富，四川大邑人。13 岁时随祖母迁居武汉，拜魏庭南为师学医。1933 年，返回重庆，与唐阳春、张乐天、龚志贤等开设国粹医馆。1936 年，移居成都，在包家巷设诊。1955 年，奉调至北京，在卫生部中医研究院广安门医院高干、外宾治疗室工作。曾任第一届重庆市人大代表、第四届全国政协委员等。

后人整理出版的著作有《叶心清医案选》《叶心清——百年百名内科专家卷》。

方笺内容

（一）方笺一

某患者，就诊于四月十六日。

纹党参八钱，荆芥炭一钱半，云苓五钱，茜草六分，姜炭二钱，丹皮炭二钱，熟地炭六钱，侧柏炭四钱，延胡索二钱，益母草八钱，浙贝四钱。

（二）方笺二

苏某，就诊于七月三十一日。

复诊方。

杜仲四钱，桑寄生四钱，独活一钱半，茯苓四钱，天花粉七钱，泽泄一钱半，陈皮二钱，制乳香一钱，菊花四钱，蒲公英八钱，苡米八钱，夏枯草四钱，白术四钱。

六剂。

智圆行方　燕京医学名家处方手迹藏臻

朱仁康

朱仁康（1908—2000），字行健，男，祖籍江苏无锡，我国皮外科专家。早年从其兄长及江南外科名医章治康先生学医，后在苏州、上海开业行医。曾主编《国医导报》。1956 年，奉调入卫生部中医研究院工作。曾任中医研究院西苑医院外科主任，广安门医院外科主任、皮肤科主任。

编著有《朱仁康临床经验集》《中西医学汇综》《实用外科中药治疗学》等。

方笺内容

刘某，女，成年，就诊于 1962 年 8 月 13 日。

炒白术三钱，炒枳壳三钱，牛蒡子三钱，蝉衣二钱，苦参片三钱，豨莶草三钱，白鲜皮三钱，地肤子三钱，茯苓四钱，生甘草二钱，二妙丸（包）三钱。

李重人

　　李重人（1909—1969），重庆奉节人。少时随父李建之、父挚友郑仲宾学医，19岁开始为人诊病。1933年，继承父业，在万县（今重庆万州）文明路开设"尊生药室"，既应诊又兼营中药。1954年，调到成都中医进修学校任教。1956年，调任卫生部中医司教育科科长。1962年，调至北京中医学院任副教务长兼中医系副主任、院务委员会委员。

　　代表论著有《中医病理与诊断》《应用方剂学》《丁甘仁遗方歌括一百零三首》《龙池山馆诗》等。

方笺内容

　　（一）方笺一

　　林某，就诊于1961年4月28日。

　　脉缓细，两尺较弱，腰疼、小腹疼，已延经年。食眠差可，脾运不健，头时昏疼。病在下焦，先与养荣巩肾法。

　　甘枸杞四钱，鸡血藤膏三钱，益母草二钱，熟地黄三钱，净山萸肉一钱半，全当归三钱，桂枝尖一钱半，生黄耆四钱，生白芍三钱，炙甘草一钱，生姜二钱，红大枣三钱。

　　五剂，煎三次，一日三次分服。

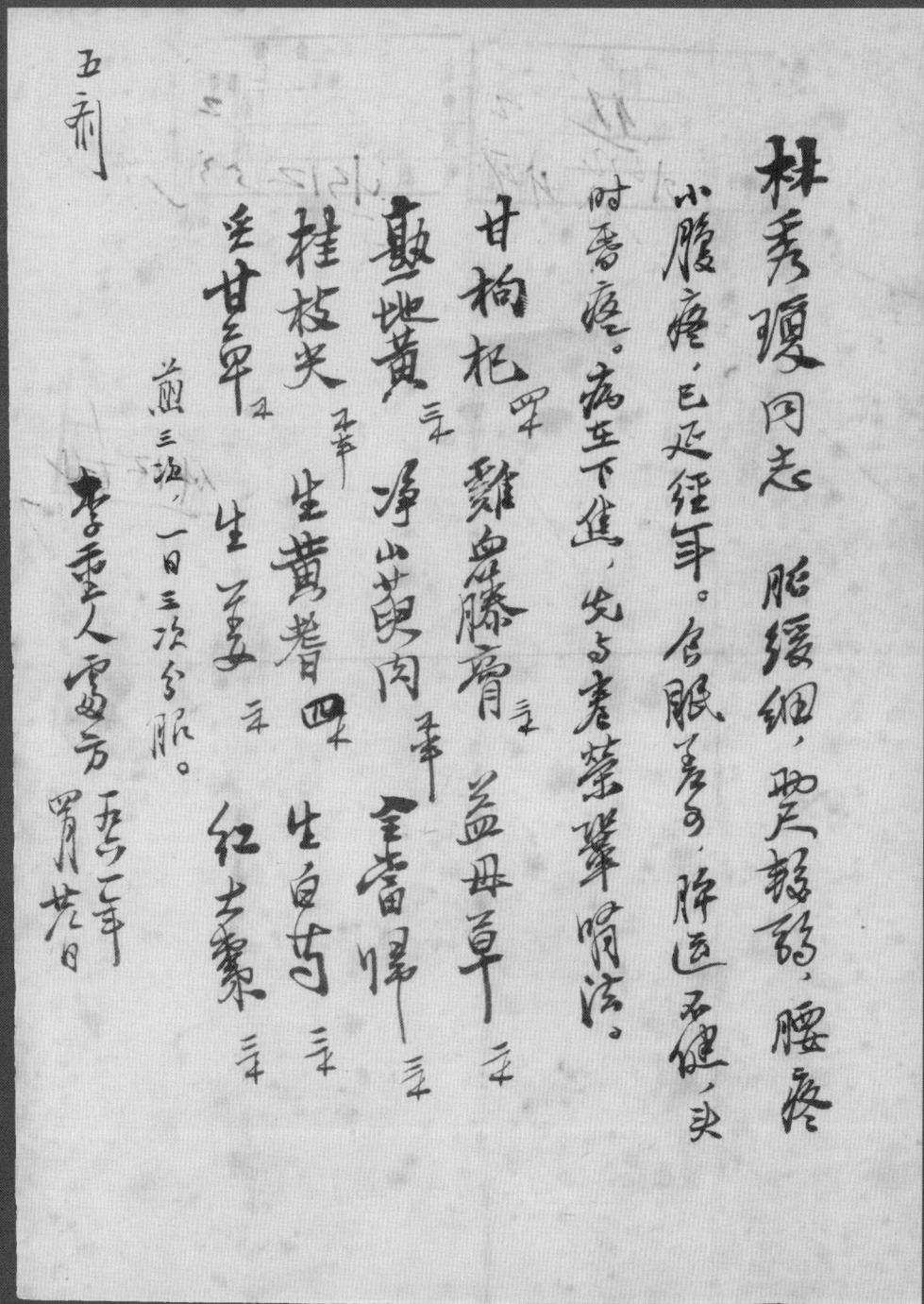

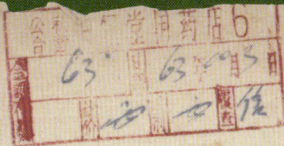
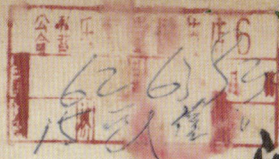

七剂

江明同志 脉数已平，独有小滑之象。苔
已净质淡嫩。腹痛已止。尚有胀满或不适。
虑已渐成形。再进益气养脾法。

怀山药四钱　云茯苓四钱　陈皮二钱　厚朴二钱
竹柴胡钱半　清半夏二钱　女贞子三钱　党参二钱
生于术三钱　炙百部二钱　桔梗二钱　生甘草二钱
生白芍四钱　砂仁一钱　黄连三分

煎服

李垚人拟　九月廿八日

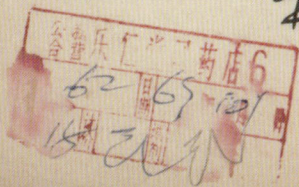
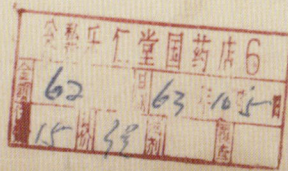

（二）方笺二

江某，就诊于九月二十八日。

脉数已平，独有小滑之象。苔已净，质淡嫩。腹痛已止，尚有胀满或不适，大便已渐成形。再用益气养脾法。

怀山药四钱，云茯苓四钱，陈皮二钱，厚朴二钱，竹柴胡一钱半，清半夏二钱，女贞子三钱，党参二钱，生于术三钱，炙百部二钱，桔梗二钱，生甘草二钱，生白芍四钱，砂仁一钱，黄连三分。

七剂，煎服。

江朋同志　近日大便已成形，食眠尚可，惟感
精神疲困，形寒肢末时冷。脉缓细无力，舌
淡苔薄，中气不足，阳虚之候。与东垣补中益气法。

生黄耆三钱　竹柴胡一钱半　炒白术二钱　陈皮一钱半

炙升麻八分　党参二钱　炙甘草一钱半　桂枝七分

炒白芍二钱　生薑一钱　红枣二钱　制香附二钱半

五剂

煎服 服二剂停一天

李重人拟 十月廿九日

（三）方笺三

江某，就诊于 1962 年 10 月 29 日。

近日大便已成形，食眠尚可，惟感精
神疲困，形寒肢末时冷，脉缓细无力，舌淡
苔薄。中气不足，阳虚之候，与东垣补中益
气法。

生黄耆三钱，竹柴胡一钱半，炒白术
二钱，陈皮一钱半，炙升麻八分，党参二钱，
炙甘草一钱半，桂枝七分，炒白芍二钱，生
姜一钱，红枣二钱，制香附二钱半。

五剂，煎服，服二剂停一天。

240

智圆行方　燕京医学名家
处方手迹藏臻

卢冶忱

卢冶忱（1909—1975），名卢镕，字冶忱，男，浙江山阴人。1924年，师从冯叔莹、陈芷皋、林东湖等人学医。1930年，到京。1943年，开始行医。1949年，在西鹤年堂等处应诊。1958—1960年，在北京市中医进修学校任教。后被调至北京中医医院内科工作。曾任《中医争鸣》编辑。

著有《中医临床辨证一得》《浅谈癌瘤辨证及转移》等论文。他的部分临床经验收载于《名老中医经验全编》。

方笺内容

赵某，女，54岁，就诊于1956年8月15日。

小腹左重坠作痛，大便五日不行，法宜利气消导之剂。方用：

酒川军三钱，焦六曲三钱，炒莱菔子三钱，枳实二钱，姜中朴二钱，焦槟榔四钱，火麻仁二钱，炒谷、麦芽各三钱，白茯苓五钱，煨木香二钱，香橼皮四钱，生甘草二钱，醋柴胡二钱，加味保和丸四钱。

当日分二次。水煎服。

王伯岳

王伯岳（1912—1987），系蜀中名医王朴诚（1877—1961）之子。1955年，王伯岳跟随其父王朴诚奉调入京，参加卫生部中医研究院建院初期的医疗和教学工作，后任中医研究院西苑医院儿科主任、第六届全国政协委员。

著有《中医防治麻疹的方法》《中医儿科临床浅解》，主编有《中医儿科学》。

方笺内容

（一）方笺一

罗某，就诊于九月三日。

神曲二钱，枳实二钱，酒芩二钱，芥穗二钱，青皮二钱，厚朴一钱，苏梗二钱，白芷二钱，腹毛①二钱，甘草五分，竹茹二钱引。

----

① 腹毛：应为"大腹皮"。

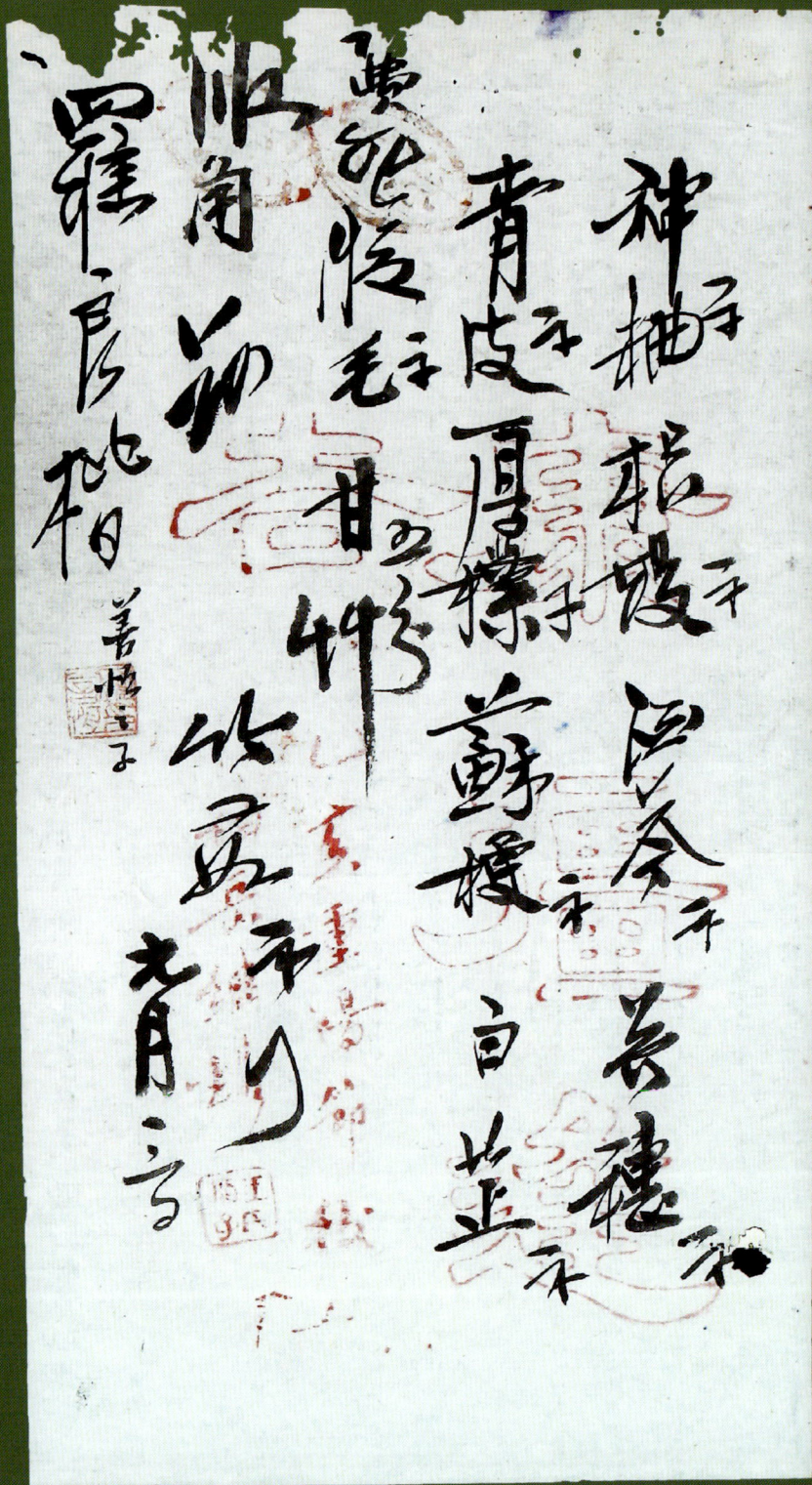

（二）方笺二

黄某，男，4 岁半，就诊于 1973 年 5
月 29 日。

银花三钱，连翘三钱，大、小蓟三钱，
白茅根四钱，黄芩三钱，蝉蜕二钱，旱莲草
三钱，侧柏叶三钱，棕炭三钱，茜草二钱，
生甘草一钱，滑石粉三钱。

水煎服，4～8 剂，每剂煎 2 次，每日
服 3 次。

王玉川

　　王玉川（1923—2016），生于上海奉贤。1941年，师从当地名家戴云龙，并得到著名医家陆渊雷的指导，学成后在当地行医。1955年3月至1956年3月，王玉川在江苏省中医进修学校学习，并留校任教，随后奉调令到北京中医学院工作。曾任北京中医学院副院长、院学术委员会主任、院高级职称评定委员会主任，第五至八届全国政协委员，北京市高等学校教师职称评审委员会委员兼中医学科组组长等职，并获评首届国医大师。

　　独著《运气探秘》，主编有《内经讲义》《黄帝内经素问译释》《中医养生学》等，后人整理的著作有《王玉川医学全集》。

方笺内容

　　吴某，男，28岁。

　　丸方：

　　盐水炒黄柏12 g，山萸肉24 g，枸杞子24 g，车前子24 g，菟丝子24 g，五味子12 g，女贞子24 g，桑寄生24 g，潼夕利①24 g，甘草稍②12 g，紫河车粉12 g。

---

① 潼夕利：应为"潼蒺藜"。

② 甘草稍：应为"甘草梢"。

北京中医学院东直门医院
门诊处方笺

科别：
姓名：吴彦春　　患者住址：
年龄 28 性别 男 病历号

症候、立法

印　象　丸方

处　方
　　盐水炒黄柏 12g　　山萸肉 24g　　枸杞子 24g
　　车前子 24g　　菟丝子 24g　　五味子 12g
　　女贞子 24g　　桑寄生 24g　　潼夕利 24g
　　甘草稍 12g　　紫河车粉 12g

医嘱　　　　　　　　　　年　月　日
药费　　　调剂　　　医生

注意保存，复诊须带此方

王舜畊

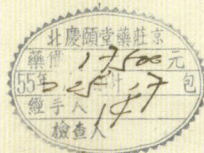

王舜畊（1914—?），又名王修明，江苏世医出身，曾用笔名王血盟、轩辕火枣等。民国时期，先后任南通崇敬中学教员、南通市中医学术委员会主任委员、南通学院讲师、全国中医师公会联合会常务理事。抗战时期，任浙江大学戏剧讲习委员，后在北京行医，是位跨界的中医师。

1955年，曾与施今墨一起发表文章《在发扬祖国医学遗产工作中，当前中医的首要任务》。

方笺内容

（一）方笺一

某患者，就诊于1955年2月25日。

去节陈麻黄一两，桂枝二两，北细辛一两，独活一两，桑寄生一两，淡附片三两，生姜一两。二陈丸二两。

（二）方笺二

周某，男，37 岁，就诊于 1957 年 1 月 18 日。

神经机能症[1]。

生甘草二钱，竹柴胡、银柴胡各一钱，白芍、赤芍各三钱，炒枳实、炒枳壳各二钱半，酸枣仁四钱，炒莱菔子三钱，石莲肉三钱，大寸冬二钱，生地、熟地各二钱，秦归身三钱，柏子仁三钱，花榔片二钱半，川尖贝一钱半，淡天冬一钱半，建菖蒲五分，远志肉五分，朱衣茯神二钱半，淡竹叶三钱，菟丝子二钱，枸杞子二钱，鹿角胶二钱，龟版胶二钱，炒槐花三钱，山茱萸三钱，淮山药三钱。

水煎服，五剂。

神经衰弱药粉（自有）二钱，睡前服。

---

① 神经机能症：应为"神经官能症"。

任应秋

医家介绍

任应秋（1914—1984），重庆江津人。少时在江津县国学专修馆攻读经学，其间曾求学于经学大师廖季平。1957 年，调至北京中医学院。曾任文献编研组主任、科研办公室主任、各家学说教研室主任、医史教研室主任、中医系主任，以及中医基础理论研究社社长。

著有《伤寒论语译》《金匮要略语译》《阴阳五行》《病机临证分析》《〈内经〉十讲》《中医各家学说》《运气学说》《〈内经〉研究论丛》《黄帝内经章句索引》《任应秋论医集》等，并点校出版了《医学启源》，另编写出版了全国高等中医药院校第 1 版《中医各家学说及医案选讲义（宋元明清）》教材。后人整理的著作有《任应秋医学全集》。

方笺内容

（一）方笺一

吕某，就诊于 1962 年 3 月 5 日。

咳已渐轻，早起吐痰，不食不饥，食欲不振，卫气伤后渐及于中也，拟调卫化痰以培中土。

化红三钱，杏仁三钱，清半夏三钱，前胡二钱，甘草二钱，厚朴二钱，石菖蒲三钱，生姜二钱，木香二钱，苏子三钱，茅苍术二钱。

二剂。

进京与出京

247

中医研究院东直门医院

門診处方箋

科别：夏大明　患者住址：

姓名：夏　年龄 戌　性别 男　病历号

症候、立法

印象

四剂，同煎去滓浓缩加入适
当蜂蜜，收成羔、瓶贮，每服一
汤匙，分早晚服。

处方

川续断　炒杜仲　生白术　党参
补骨脂　金狗脊　川附片　枸杞
淫羊藿　威灵仙　菟丝子　干姜
干地黄　怀山药　炙黄芪　知母

医嘱　　　　1977 年 2 月 21 日

药费　　　调剂　　　医生 任应秋

注意保存、复诊须带此方

（二）方笺二

夏某，男，成年，就诊于 1977 年 2 月 21 日。

川续断五钱，炒杜仲五钱，生白术六钱，党参五钱，补骨脂六钱，金狗脊六钱，川附片五钱，枸杞五钱，淫羊藿八钱，威灵仙八钱，菟丝子四钱，干姜四钱，干地黄八钱，怀山药六钱，炙黄芪五钱，知母四钱。

四剂，同煎，去滓浓缩，加入适当蜂蜜，收成羔①，瓶贮，每服一汤匙，分早、晚服。

① 羔：应为"膏"。

苏宝铭

医家介绍

苏宝铭（1914—1988），中医骨科专家，天津人。生于苏氏正骨名医世家，自幼学习中医骨科疗法。1937年，毕业于天津中医专科学校，后开业行医。曾任北京医科大学骨科教授、中国中医研究院客籍研究员。

方笺内容

胡某，男，25岁，就诊于1953年6月20日。

后腰左下部伤筋受风，局部酸疼下坠紧状，现已十余日，拟以舒筋活血、止疼散风法治之。

木瓜三钱，杜仲四钱，牛夕四钱，灵仙四钱，川芎四钱，筋草三钱，续断三钱，骨草四钱，防风三钱，当归三钱，防己三钱，羌活三钱，秦艽三钱，乳、没各三钱。

热水洗。

傅敦伦

傅敦伦（1915—1984），陕西宝鸡人。早年随外祖父学医。1937年，开始行医。1958年，到北京中医学院进修学习，后留校，在医史教研组、内经教研组任教。

方笺内容

诸某，就诊于十二月四日。

证系慢性风疹，由肝脾不调所引起，发则遍身红疹，奇痒，腹痛，泄泻，食欲减退。脉右缓而涩，左有弦象。拟后方：

羌活二钱，独活二钱，白术四钱，苍术三钱，茯苓三钱，炙草一钱半，香附五钱，木香二钱，半夏三钱，陈皮三钱，柴胡三钱，防风二钱，建曲三钱，金银花三钱，生姜三片，大枣（擘）三枚。

煎服两剂。

诸天岩同志

证系慢性风疹，由肝脾不调所引起，发则
遍身红疹、奇痒、腹痛、泄泻、食欲减退。
脉右缓而涩、左有弦象、拟后方：

羌活二钱　独活二钱　白术四钱　苍术三钱　茯苓三钱
苍术三钱　白术四钱　苍术三钱　茯苓三钱
柴胡三钱　香附五钱　木香二钱　半夏三钱　陈皮三钱
防风二钱　建曲三钱　金银花三钱
生姜三片　大枣三枚擘

煎服两剂

傅敦伦处方 十二·四·

耿鉴庭

医家介绍

耿鉴庭（1915—1999），出身于江苏扬州六代中医世家，其父耿蕉麓为扬州著名儒医。耿鉴庭幼承家学，遍读医家经典，并随父应诊，18 岁开始独立应诊。1935 年，复入江苏省立医政学院学习。1955 年，奉调赴京参加卫生部中医研究院的建院工作。

代表著作有《喉科正宗》《咽喉科传灯录》《中医中药防治鼻病》等。另主编有《广陵医籍丛刊》《全国中医图书联合目录》等。

方笺内容

（一）方笺一

付某，女，52 岁，就诊于四月二十七日。

木香二钱，黄郁金、川郁金各三钱，金钱草五钱，甘草二钱，白芍三钱，佩兰三钱，六曲四钱，橘络三钱，佛手二钱，金桔茶①三钱，枳壳三钱，延胡一钱，川楝子三钱，茵陈三钱，山豆根三钱。

三付。

---

① 金桔茶：应为"金橘茶"。

中医研究院附屬医院处方　19　年 8 月 2 日

姓名　黄敦　年龄 35　性别 男　方号　病历号 54064　注意

水煎服　二剂　每剂煎　二次　每日服　二次　每次

藥費_____　調剂_____　医师_____

（二）方笺二

黄某，男，35 岁，就诊于 1963 年 8 月 2 日。

仙鹤草三钱，地榆炭三钱，槐花炭三钱，百草霜[①]五分，旱莲草一钱半，生地三钱，莲房炭三钱，合欢皮一两，五味子五分，元参四钱，玉竹三钱，西藏青果一枚。

[①] 百草霜为杂草经燃烧后附于锅底或烟筒中所存的烟灰。

刘渡舟

刘渡舟（1917—2001），原名刘荣先，辽宁营口人。14岁跟营口名医王志远学医。20岁又拜东北名医谢泗泉为师。1938年，在大连悬壶。1945年，携眷迁居北平。1956年，在北京中医学院参加中医教学工作。先后任伤寒教研组副主任、主任等职。曾任第五至八届全国人大代表。

代表论著有《伤寒论通俗讲话》《伤寒论十四讲》《伤寒挈要》《伤寒论临证指要》《伤寒论诠解》《金匮要略诠解》《肝病证治概要》等，主编有《伤寒论校注》《伤寒论辞典》等。

方笺内容

（一）方笺一[①]

王某，就诊于九月十八日。

人参6 g，龙眼肉10 g，当归10 g，木香4 g，炙草10 g，白芍10 g，茯神10 g，酸枣仁12 g，于术6 g，远志6 g，佛手10 g，香附10 g。

5剂。

---

① 该方笺出自《刘渡舟百年纪念文册》。

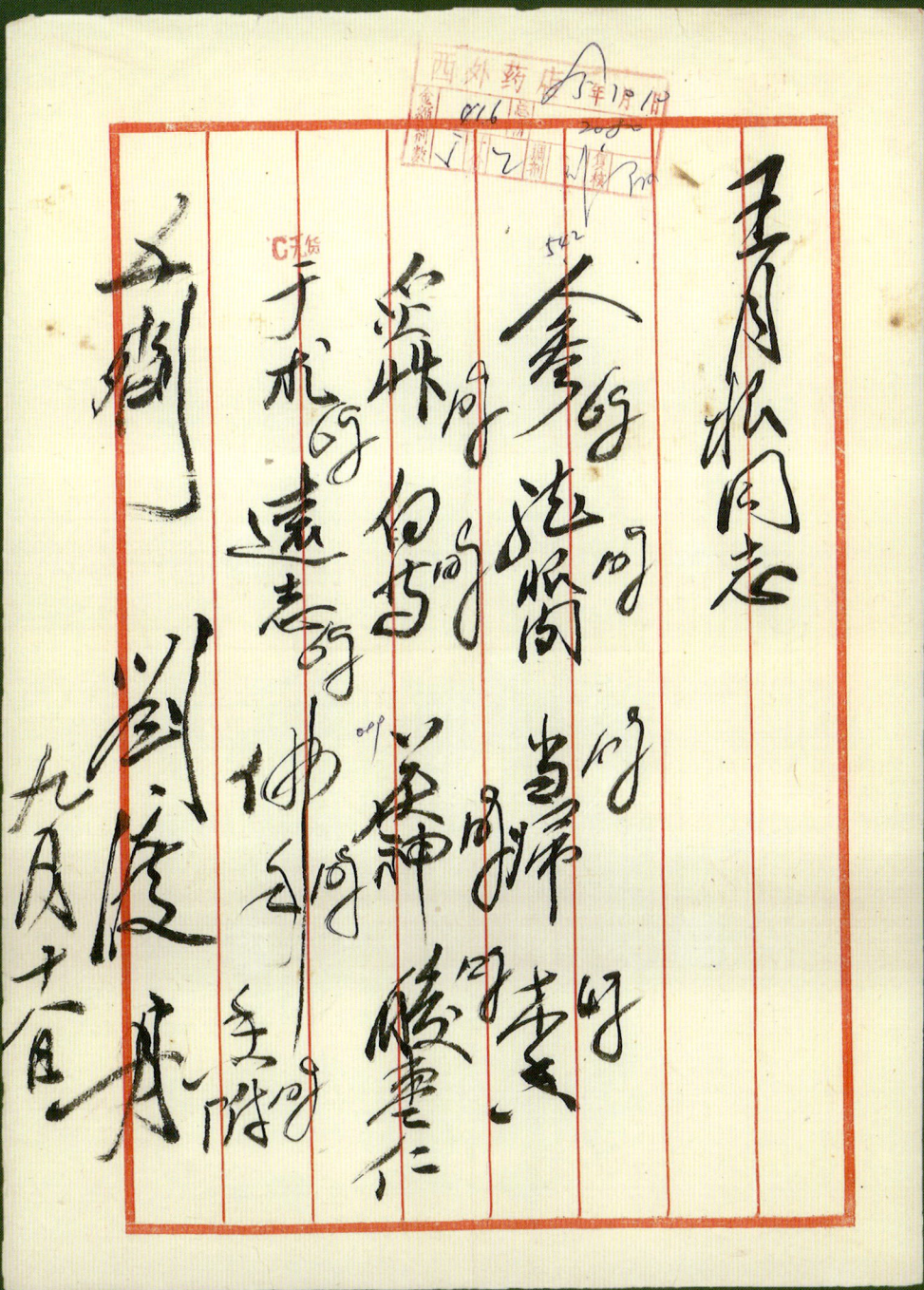

（二）方笺二

牛某，女，30岁，就诊于1988年9月6日。

湿热上蔽胸阳，胸满泛恶，不欲饮食，舌腻脉糊。

白叩仁10 g，杏仁10 g，苡米12 g，厚朴12 g，半夏12 g，竹茹12 g，菖蒲10 g，藿香10 g，茯苓15 g，射干10 g，前胡10 g，桔梗6 g，枇杷叶12 g，通草10 g，滑石12 g，陈皮10 g，芦根12 g。

4剂。

紫雪丹两管先服，用开水放凉一次服下，1小时后继续服汤药。

王绵之

王绵之（1923—2009），原名"祖泽"，后来改名为"绵之"，江苏南通人，出身于中医世家。1956 年，任江苏省中医进修学校方剂教研组组长。1957 年，在北京中医学院方剂教研室工作。曾任第六至八届全国政协委员，并获评首届国医大师。

主要编著有《中医学概论（初版）》《汤头歌诀白话解》《方剂学》《王绵之方剂学讲稿》等。

方笺内容

傅某，女，54 岁，就诊于 1977 年 11 月 27 日。

舌胖色暗，苔白厚腻，脉弦沉劲而缓，间有不匀，两关及左寸弱，此心肝脾俱虚且有痰浊瘀血之故。

丹参八钱，三棱四钱，清半夏四钱，橘红四钱，川楝子三钱，广木香二钱，红花三钱，白蔻（后入）一钱，大腹皮四钱，焦山楂四钱，焦苍术四钱，茯苓八钱。

六剂。

唐由之

唐由之（1926—2022），浙江杭州人。曾任中国中医科学院眼科医院名誉院长，为全国老中医药专家学术经验继承工作指导老师、首都国医名师、国医大师。1975年，成功为毛泽东同志进行了白内障针拨术，后又为柬埔寨前首相宾努亲王施行了针拨术，并应邀为原朝鲜主席金日成、原印度尼西亚总统瓦希德等国外领导人医治眼疾，获朝鲜"一级友谊勋章"。

方笺内容

柳某，女，成年，就诊于1963年5月17日。

蝉衣一钱半，荆、防风①各三钱，藁本三钱，炒黄芩三钱，炒党参三钱，炒白术四钱，柴、前胡②各二钱，制香附四钱，天花粉五钱。

三剂。

---

① 荆、防风：应为"荆芥、防风"。
② 柴、前胡：应为"柴胡、前胡"。

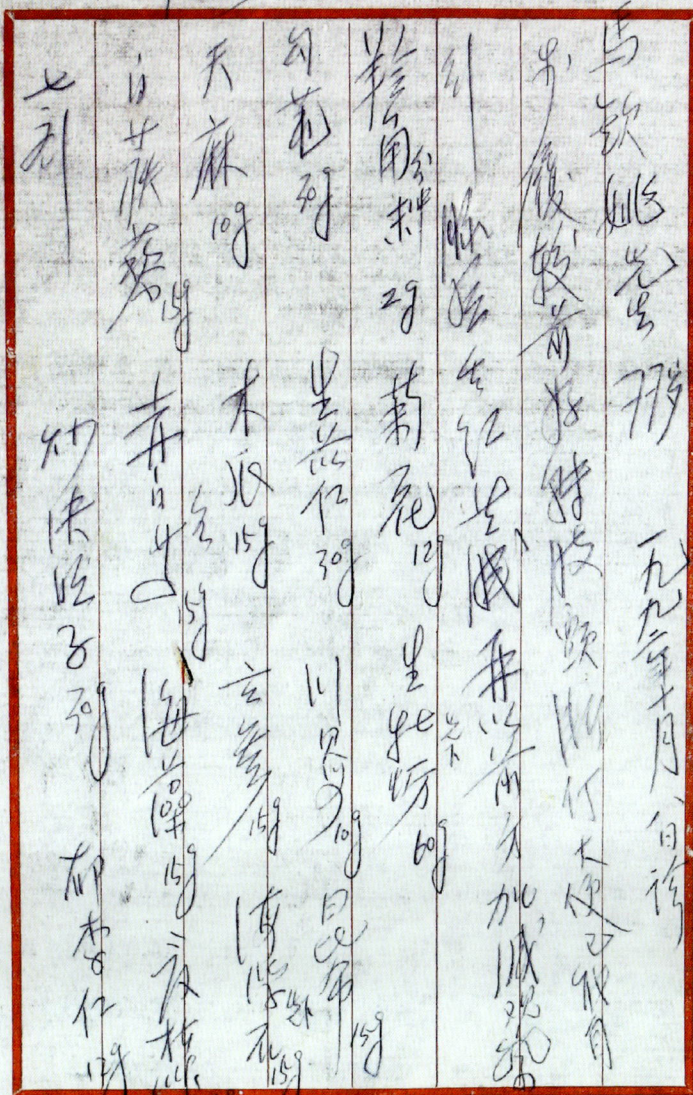

印会河

医家介绍

印会河（1923—2012），男，江苏靖江人，其父印秉忠为南方名医。1940年，印会河开始行医。1955年，入选江苏省中医学校的师资班，毕业后留校任教。1957年，调入北京中医学院，后担任附属东直门医院医务部主任兼内科教研室主任。曾任中日友好医院副院长、专家室和学术委员会副主任。

著有《中医内科新论》《印会河中医学基础讲稿》《中医药治疗脊髓痨疗效观察的初步报告》等。

方笺内容

马某，男，77岁，就诊于1992年10月8日。

步履较前好转，肢颤渐停，大便已能自行，脉弦，舌红苔腻，再以前方加减观察。

羚角末（分冲）2 g，菊花12 g，生牡蛎（先下）60 g，勾藤30 g，生苡仁30 g，川贝母10 g，昆布15 g，天麻10 g，木瓜15 g，玄参15 g，海浮石（先下）15 g，白蒺藜15 g，赤、白芍各15 g，海藻15 g，夏枯草15 g，炒决明子30 g，郁李仁12 g。

7剂。

田小石

　　田小石，生卒年不详。1939年，经北平市卫生局考试合格后成为中医师，随即拜施今墨为师，并在京挂牌行医。1940年，任《中国医药月刊》编辑。

方笺内容

　　某患者，就诊于1974年2月2日。

　　绵茵陈八钱，茯苓四钱，猪苓二钱，茯苓皮一两，桂枝尖一钱，制苍术（炒）三钱，卜子①三钱，陈皮三钱，汉防己三钱，建泽泻三钱，晚蚕砂三钱，滑石六钱，木通二钱，大腹皮五钱，厚朴花一钱半，赤小豆一两，吴萸五分，冬瓜皮一两，川连一钱，广砂仁（打）一钱半。

---

① 卜子：应为"莱菔子"。

保定地区中医院处方笺

诸葛连祥

医家介绍

诸葛连祥（1912—1999），天津武清人。家族世代业医，其曾祖父曾供职于清太医院。诸葛连祥幼年随祖父、父亲学医，其后考入北平国医学院深造。1940年，在桂林、昆明开业行医。1955年，调入云南省中医院工作。1962年，调入云南中医学院任教。

撰有《中医治疗肝炎经验》《〈金匮要略〉论外湿的临床意义》《论〈金匮要略〉胸痹病的特点及临床意义》《晚期血吸虫病十种类型的中医辨证论治》《辨证论治白塞氏综合症一例报告》《狐惑病治验》等。

方笺内容

刘某，女，就诊于十月二十五日。

脉象浮弱，脑病，神经衰弱，头痛，心虚怔忡。先与养脑镇痉宁神。

生龙骨四钱，藁本三钱，谷芽三钱，生牡蛎（打）四钱，生白芍四钱，麦冬三钱，生石决（打）一两，炒枣仁（打）三钱，川芎二钱，僵蚕二钱，钩勾①三钱，朱云苓三钱，胆草五分。

---

① 钩勾：应为"钩藤"。

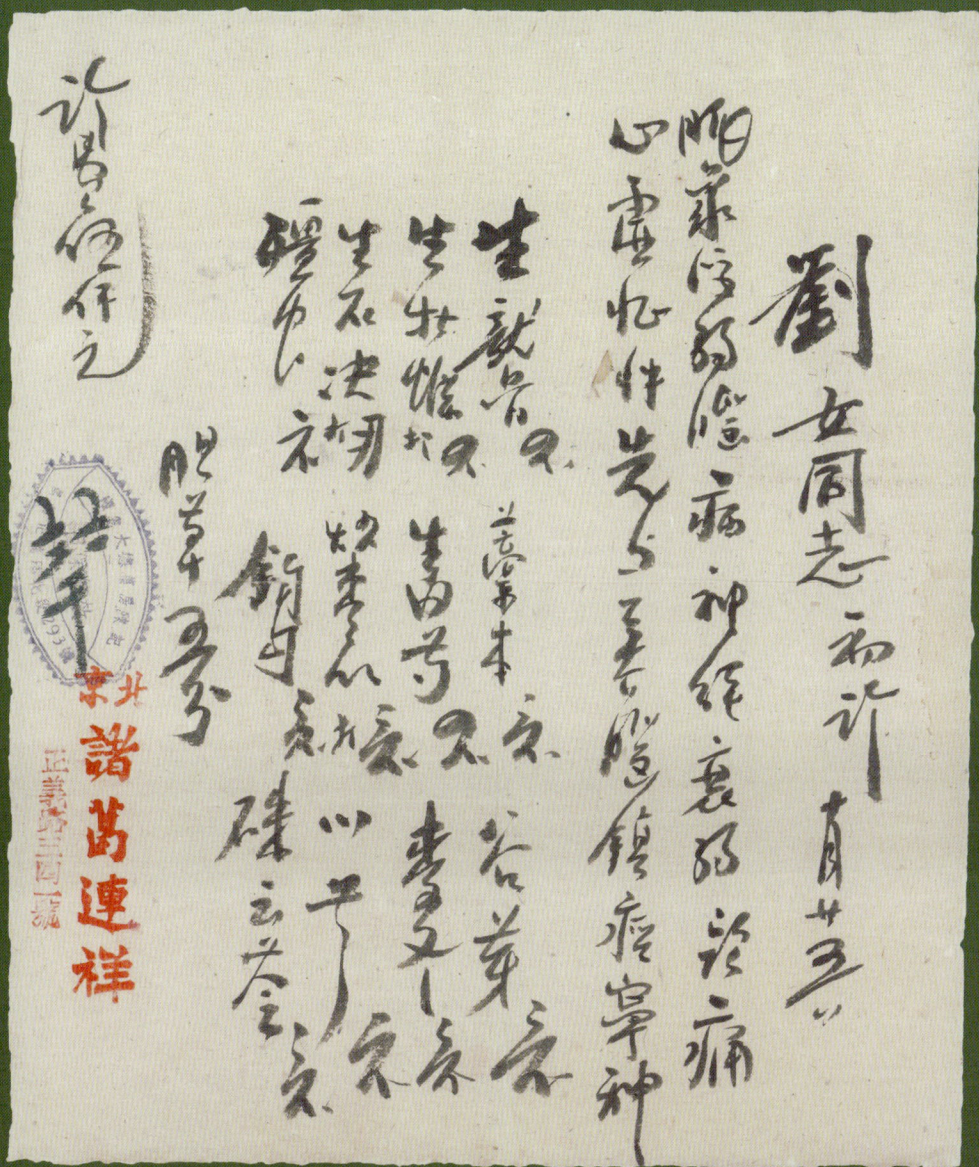

温延年

温延年（1912—?），曾就读于北平国医学院。1946年，在北平考得行医执照，后去天津出诊。中华人民共和国成立后，在天津铁路医院中医科工作。

方笺内容

薛某，就诊于十月二十六日。

复诊。

杉寄生六钱，生石决明（研，先煎）一两，川牛夕三钱，苦丁茶三钱，威灵仙三钱，生石膏（研，先煎）一两，龙胆草（酒炒）三钱，川芎一钱半，辛夷花三钱，川知、柏各三钱，青竹茹六钱，白蒺藜四钱，生牡蛎五钱，莲子心二钱，夜交藤一钱，冬桑叶三钱，丹皮二钱，紫雪丹（化，分冲）四分。

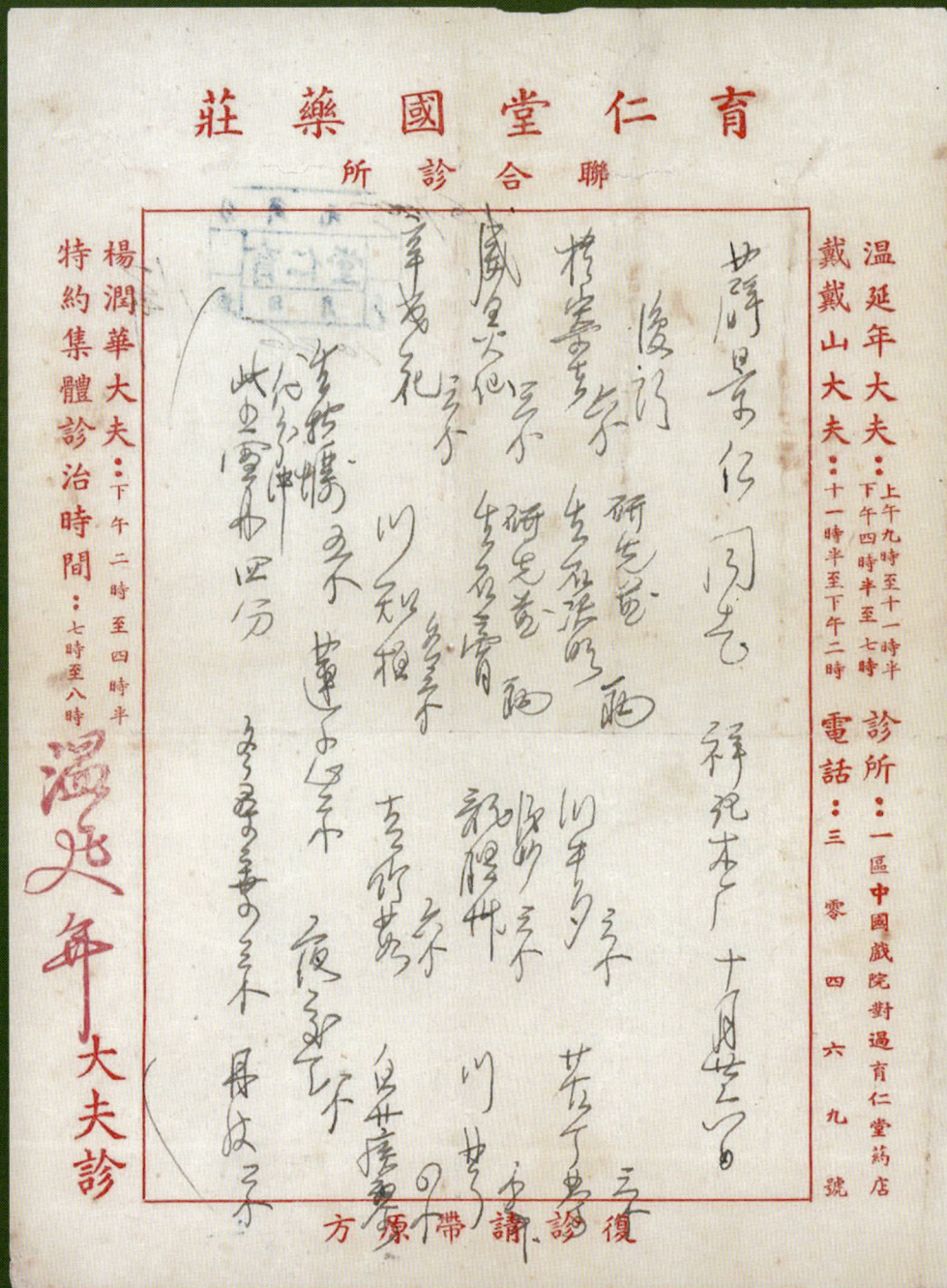

李步云

李步云，生卒年不详。曾在北京行医，后去河北安国工作。

方笺内容

朱某，女。

病证久疰日深，痞满鼓胀，胸满腹胀，小水不利，饮食少进，四肢腿肿。宜用加味五脾饮合四苓散之法。

大腹皮三钱，桑皮三钱，焦猪苓二钱，焦榔三钱，茯苓皮二钱，新荟[1]三钱，建泽泻二钱，蔻仁二钱，五加皮三钱，冬皮[2]三钱，芸白术三钱，分水散三钱，生姜皮三钱。引用红枣二枚。

忌猪肉、盐产酱、凉物。

---

① 新荟：应为"新会皮"。

② 冬皮：应为"冬瓜皮"。

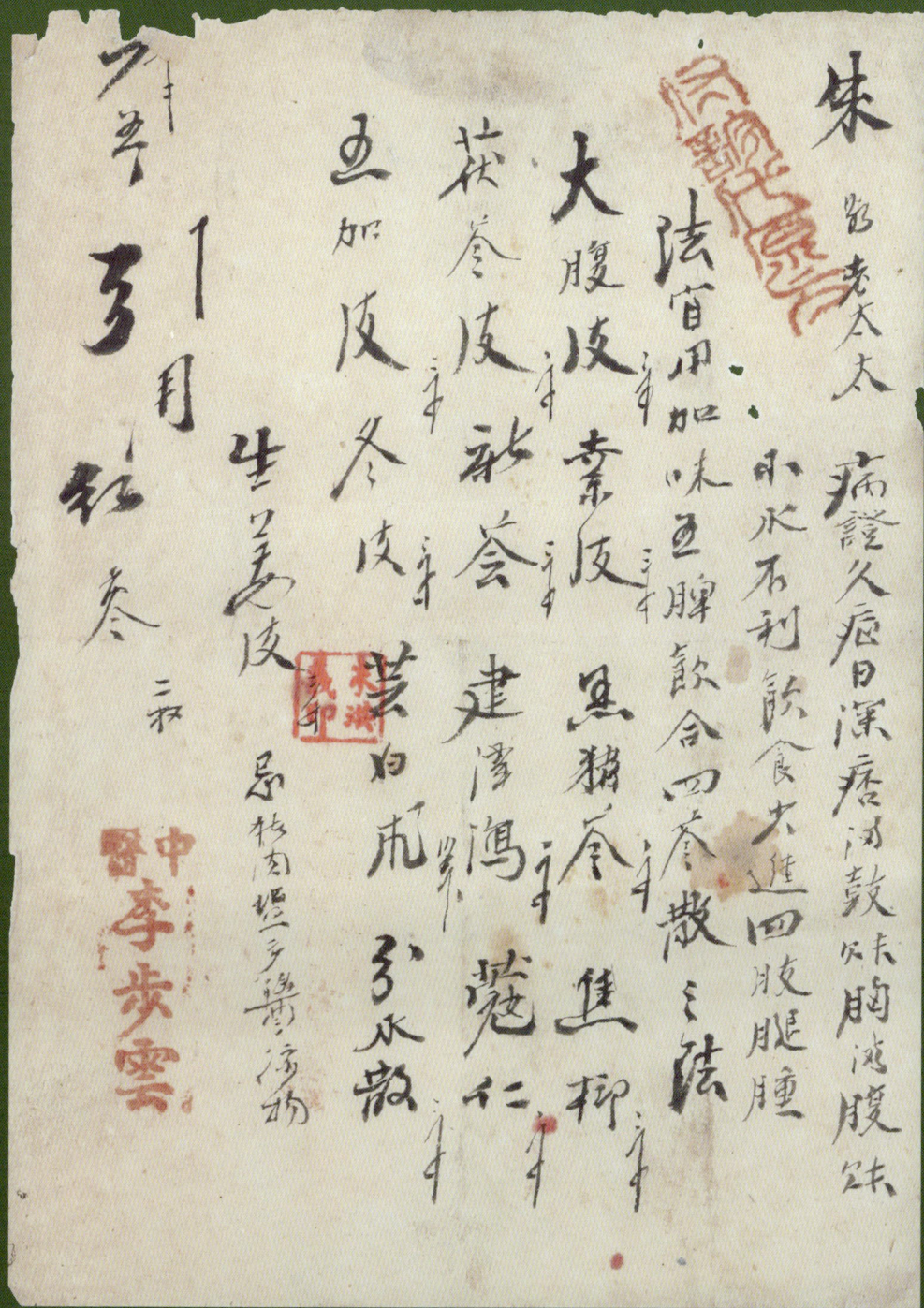

附 民国时期京城四大名医方笺遗墨赏析

　　"京城四大名医"是广大民众对活跃于民国时期北京中医界的四位著名医家的荣誉称号，目前公认的京城四大名医是指萧龙友、施今墨、汪逢春、孔伯华四位医家。他们医名卓著，除文史资料记载的颇多事迹外，更有当年蒙其医泽者口口相传至今的相关医疗逸事。随着时间的流逝，京城四大名医的方笺遗墨已经是凤毛麟角，难得一见。方笺遗墨作为承载当时名医临证处方用药的一手资料，包含了大量史料信息，包括行医地点、用药经验、文化氛围等，是珍贵的真实医疗经验的体现。本文结合笔者收藏的京城四大名医的方笺遗墨，进行展示分析，意图让更多的研究者关注到这一容易被忽略的领域。

方笺内容如下。

绍重。

感受夜寒，阴分略虚，头昏肢冷倦怠，有时微疼，此乃劳乏太过之故，当从本治。方用：

空沙参四钱，西秦艽三钱，桑寄生五钱，生桑枝三钱，当归须四钱，川羌活三分，苦杏仁（去皮尖）三钱，川贝母二钱，抱木茯神四钱，川芎三钱，甘草二钱，生苇茎（切）一尺，生姜三钱。

萧龙友先生天资聪颖，又承庭训极严，自幼诵习诗书，打下了牢固的文、史、哲基础，同时兼习书法，弃政从医后，成为一代名医。萧龙友先生以写字、绘画陶冶性情，诗词书画率皆能之，其书法隶、楷、行、草各体悉备，已臻炉火纯青之境，京师内外对萧龙友先生的诊病墨案视同珍宝。中华人民共和国成立前就有人如同收藏信札一样，专门收藏萧龙友先生的处方墨迹。图1中的患者"绍重"指的是原甘肃中医学院图书馆研究馆员张绍重先生。他在5岁时因体弱多病被汪逢春先生收为义子，并教授医药；在萧龙友先生82岁高龄时被萧龙友先生收为关门弟子。张绍重先生整理了萧龙友先生的相关医案及经验，出版了《萧龙友医集》，该书上篇为医案，下篇收录了医话医论，附篇为书画题跋。张绍重先生曾云："（萧龙友）先生临证处方向不假手他人，而其书法秀雅如右军兰亭，有独到功夫，故有专事搜集先生处方，装潢成册，以为习字范本者。"

此病案方笺体现了萧龙友先生治疗疾病的3个特点。

1. 从本而治

萧龙友先生曾云："医药为救人而设，本无中西之分，研此道者，不可为古人愚，不可为今人欺，或道或术，当求其本以定，一是不可舍己芸人，亦不可非人是我。"所谓"或道或术，当求其本以定"不仅是学术上的优秀传统，也是临证处方用药的圭臬，如《素问·阴阳应象大论》云："治病必求于本。"强调本于阴阳是分析病因病机，确定诊治疗法的基本方针。《素问·标本病传论》云："知标本者，万举万当，不知标本，是谓妄行。"强调知晓标本是临证处方用药的关键之一。因此，图1所列病证虽看似为普通外感，但萧龙友先生仔细分析其内在的病因病机，指出患者系平素劳累太过，因虚而感，所以"当从本治"，如果不从调理体虚之内因入手，那么就不能杜绝外在生病之源。由此可见，萧龙友先生深谙中医经典，又将中医经典应用于临床实践，"从本而治"是他的一个重要诊疗观点。

2. 补中有通

萧龙友先生善治虚劳，多用育阴培本法施治。他在运用育阴法时，曾告诫门人曰："若投药失宜，治之失所，以致滋腻不化，又能得相反之效果。"故萧龙友先生在众多虚证的治疗中，特别喜用桑枝一药，取其善通行于四肢之效，重在一个"通"字。在图1中，萧龙友先生将桑枝与桑寄生二药搭配使用，桑寄生偏于补，能祛风湿、补肝肾、强筋骨，二药搭配，补而不滞，更适合体虚之人固本而治。其他药物如图1中所用的当归须，其气轻而辛，能补血活血，兼散寒止痛，也体现了萧龙友先生攻补同用的诊疗思路。可见，萧龙友先生运用育阴法扶正时常辅以通血脉、畅经络之品，图1中所用的桑枝、当归须、川羌活、川芎，均可根据症状酌情选用。另外，由于肺主皮毛，故皮毛受邪，内伤于肺，如《灵枢·邪气脏腑病形》所云"形寒寒饮则伤肺"，因此对图1所列病证，萧龙友先生选用苦杏仁降气止咳、川贝母化痰平喘，二味药材是顾护肺气，兼具行气散结之功的肺系用药常见搭配，也是通补兼施的代表药对。

3. 用药法象

萧龙友先生喜用沙参，尤其是图1中所书第一味药——空沙参。"空沙参"即南沙参的别名，在萧龙友先生临证处方中出现频次极高，且多排在处方第一位。该药味甘，性微寒，其质轻，多裂隙。萧龙友先生从药物法象角度出发，认为南沙参肥大而松，恰如肺泡之象，既可以滋补肺体，又可以畅通肺气，是补虚强身的要药。在临证中，如遇劳累太过、老人体弱等情况，萧龙友先生也常将南、北沙参同用，以替代人参，可以补而不滞，补而不燥，从而更好地养阴以培本。萧龙友先生曾云："衣料之质地原坚，惜用之太久，虽用者加倍爱护，终以久经风日，饱历霜雪，其脆朽也必然。若仅见其表面之污垢，而忘其穿着之太久，乃以碱水浸之，木板搓之，未有不立时破碎者，若仔细周密，以清水小掇轻浣，宿垢虽不必尽去，但晒干之后，能使人有出新之感。由此可更使其寿命增长，其质地非惟无损，且益加坚。"借此象，他认为生药、鲜药也有"清水小掇轻浣"之功，尤其适合一些年老体弱之病患，如图1中用到的生苇茎、生姜即是。生苇茎因其鲜能生津，又因其中空可以化痰散结，是容护体和散邪于一体的药材。

（二）施今墨治张云飞神经衰弱案

施今墨（1881—1969），原名毓黔，浙江萧山人。自撰有《施今墨医案验方合编》，经门人整理，出版了《施今墨临床经验集》《施今墨对药临床经验集》等。施今墨先生用其专用笺纸为患者张云飞的两次诊治所拟方笺见图2~图3。

首诊方笺内容如下。

姓名：张云飞。性别：男。年龄：52岁。住址：东四头条一号。处方日期：一九五四年十二月卅一日。

症状及诊断：脑力疲劳，神经衰弱，头常眩晕，耳鸣耳聋，曾经昏厥数次，常感疲乏，记忆不佳。

处方：生决明（石研先煎）八钱，草决明三钱，生龙齿、生牡蛎（同打先煎）各四钱，白蒺藜四钱，东白薇二钱，节菖蒲二钱，明玳瑁（打碎先煎）三钱，明天麻一钱半，蝉蜕衣一钱半，鹿角胶二钱，冬桑叶二钱，黄菊花三钱。

十剂。

复诊方笺内容如下。

姓名：张云飞。性别：男。年龄：52岁。住址：东四头条。处方日期：一九五五年一月十五日。

图2　施今墨先生方笺遗墨一

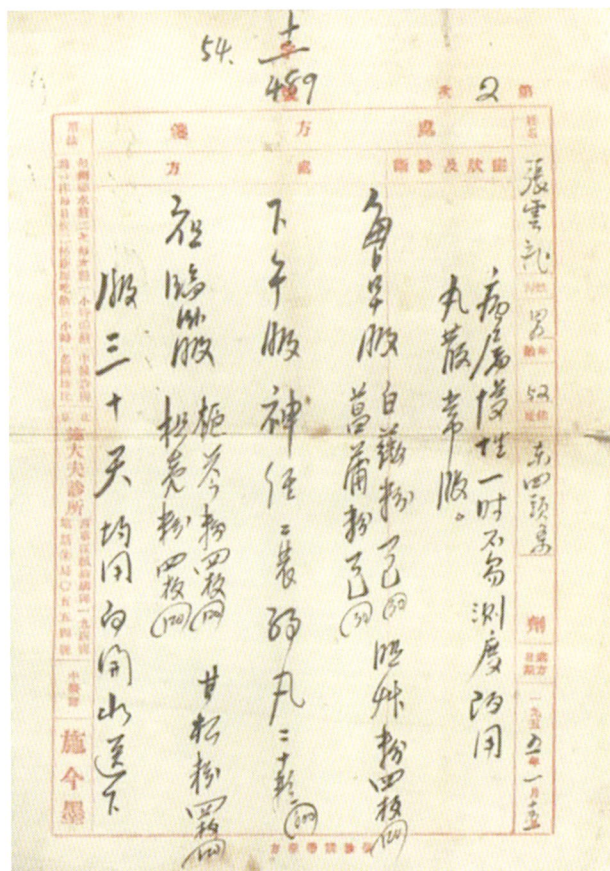

图 3　施今墨先生方笺遗墨二

症状及诊断：病属慢性，一时不易测度，改用丸散常服。

处方：每日早服白薇粉一包、菖蒲粉一包、胆草粉四枚。

下午服神经衰弱丸二十粒。

夜临卧服栀芩粉四枚、枳壳粉四枚、甘松粉四枚。

服三十天，均用白开水送下。

施今墨先生年轻时随父到山西，就读于山西法政学堂，毕业后保送京师法政学堂，这期间曾跟随其舅父李可亭学医。弃政从医后，成为一代名医。施今墨先生的处方书法气势磅礴，显示出强烈的自信，故有人说："他还写得一手深有功底的王体字，一位书法家曾经说，施今墨不做医学家，做个书法家也是相当有造诣的。"也有人说施今墨先生"曾通读二十四史，文史修养深厚，书法自成一体"。这两笺系施今墨先生在20世纪50年代拟就，所用制笺格式与当时北京中医学会所制定的标准处方笺样式基本相同，而施今墨先生在民国时期的方笺样式也甚是中规中矩，这可能与他曾研习法学有着密切关系。综观施今墨先生处方，有时用药药味虽多，但搭配得当，思路严谨，彰显自信，其处方之气势常令中医药界的行家赞叹不已，后人也难以模仿，故有人云："其有厌学而图其便者，略习其大方以求相似，鲜有成功者。"

此病案方笺体现了施今墨先生治疗疾病的 3 个特点。

1. 中西汇通

施今墨先生为中西医汇通之医家，在解释中医医理时，接受并使用大量西医术语，如图 2 中"脑力疲劳，神经衰弱"的描述即与传统中医不同。1932 年，施今墨先生任华北国医学院院长，主张革新，摒弃中西医门户之见，在课程设置上以中医为主，兼设西医基础课程，如生理卫生、解剖学等。华北国医学院课程表见表 1。

表 1　华北国医学院课程表

课程设置	课程名称
中医课程	中国医学史、医学大意、内经、难经、伤寒、金匮、温病、诸病源候论、本草、处方、脉学、辨证论治、医案学、内科、外科、妇科、儿科、针灸科、骨按科、眼科、耳鼻喉科、皮肤科、花柳科等
西医课程	生理卫生、解剖学、病理学、细菌学、药理学、诊断学、传染病学、法医学、内科、外科、妇科、儿科等
公共课程	国文、日文、德文等

华北国医学院的办学方针是"以科学方法整理中医，培植专门人才，决不拘泥成法，故步自封，唯一宗旨，希望阐明先哲之遗言，借助新医之经验，为人群造福"。这样的办学方针与其院长施今墨先生的倡导是密不可分的。在临床实践中，施今墨先生也是身体力行，践行中医与西医相结合，如图2中的症状描述及图3中按早、中、晚三个时间段服药的方法均是受西医学的影响。

2. 善用对药

施今墨先生在临证处方书写中有个极大的特点，就是将有相互佐助、相互制约，可以增强疗效的药味并列书写，意在充分发挥药效，其学生吕景山曾出版《施今墨对药》一书，较详细地介绍了施今墨先生临床常用的370余对对药。在图2中，生决明与草决明即是一对对药，其在宋代《博济方》之决明散中就有配伍使用。生决明咸平，草决明甘苦寒，合用能清热平肝，上明耳目。施今墨先生常将之用于肝热头昏、视物不明、目赤涩痛、头痛，以及高血压、动脉硬化诸症的治疗。生龙齿与生牡蛎也是一对对药，其合用历史最早可追溯到汉代《伤寒论》中的桂枝加龙骨牡蛎汤。龙齿、牡蛎参合，治神经衰弱诸症，确有镇静安眠之功。施今墨先生善于总结历史经验，以对药治病，凸显药物合力，这也是基于中医阴阳关系的理解运用，故其常云："临证如临阵，用药如用兵。必须明辨证候，详慎组方，灵活用药。不知医理即难辨证，辨证不明无从立法，遂致堆砌药味，杂乱无章。"

3. 改革药剂

在临证中，施今墨先生深感中药煎服不便长期服用，他认为中药剂型、服法的革新也是中医药发展创新的重要内容，如图3中提及的神经衰弱之病属于慢性病，服药后不易快速显现疗效，于是改用丸散常服，从而出现"白薇粉一包、菖蒲粉一包、胆草粉四枚"等用法，可见施今墨先生或将中药打成粉末包装成袋，或将中药打粉制成药片。这些剂型可能与药物的口感有关，如龙胆草、栀子、黄芩、枳壳等药的味道过苦，口感不佳，阻碍服用，故制成片剂更方便长期服用。除将单味药物制成粉剂、片剂外，施今墨先生还特别注重结合自身经验方制作中成药，如气管炎丸、神经衰弱丸、高血压速降丸、强心丹、皮肤病血毒丸、感冒丹等，这些中成药深受中外患者的欢迎。图3中提及的神经衰弱丸就是其中之一，该中成药多用于治疗失眠等神经衰弱症状，它的药物组成有枣仁、首乌藤、合欢花、丹参、当归、远志、五味子、黄精、生磁石、知母等。施今墨先生为了方便患者选用，在这些中成药的命名上，也采用西医病名，使患者一目了然，这与传统中成药或以主要药味命名，或以主治功效命名的方式截然不同，实属首创。

（三）汪逢春治仰曾小姐风疹案

汪逢春（1884—1949），名朝甲，号凤椿，江苏苏州人，受业于吴中名医艾步蟾老医生，著有《泊庐医案》等。汪逢春先生用清秘阁笺纸为患者仰曾小姐所拟方笺见图4。

方笺内容如下。

仰曾小姐。一月九日。

面浮，周身风疹作痒，无微不至，舌净无苔，两脉细弦而滑，拟以清解运脾。

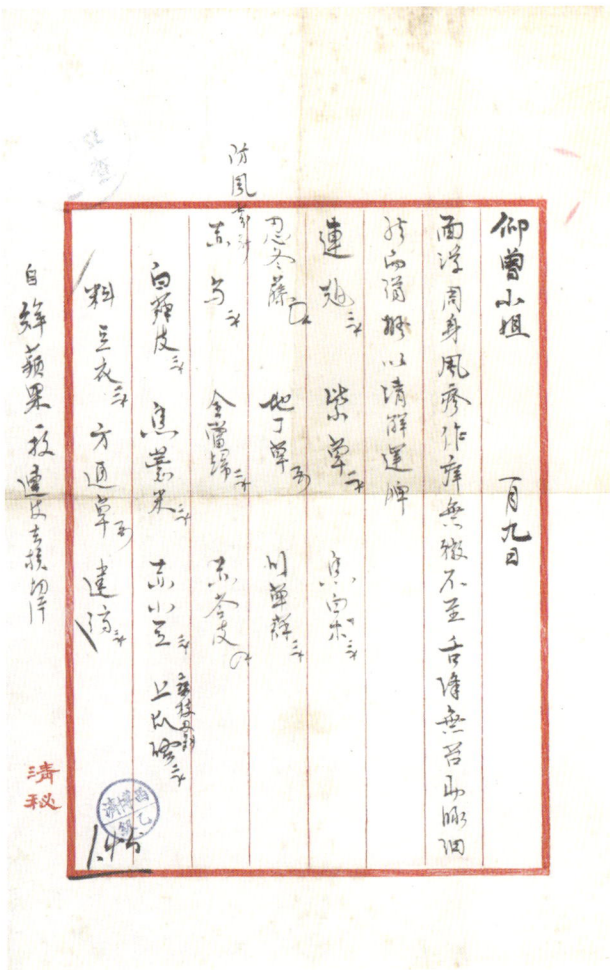

图 4　汪逢春先生方笺遗墨

连翘三钱，紫草二钱，焦白术三钱，忍冬藤五钱，地丁草一钱半，川草薢三钱，赤芍（防风七分炒）二钱，全当归三钱，赤苓皮四钱，白鲜皮三钱，焦薏米三钱，赤小豆三钱，丝瓜络（桑枝一两炒）三钱，料豆衣三钱，方通草一钱半，建泻三钱。

（自）鲜苹果一枚连皮去核切片。

汪逢春先生出自苏州名门望族，家学底蕴深厚，医案书写流畅自如，笔墨雅致，一如吴门用药之平正轻灵之象，仔细品味，又有醇正和缓之味。汪逢春先生处方用笺喜好清秘阁制笺。清秘阁作为北京琉璃厂的一家老字号店铺，制笺精美，素得文人名家所喜用，且为皇家青睐，而汪逢春先生又曾受业于御医力钧，受此影响，故汪逢春先生喜用清秘阁笺纸。图 4 中的患者"仰曾小姐"，即汪逢春学生冯仰曾女士，师徒二人结下缘分也是由于冯仰曾女士当年因病求治于汪逢春先生，因疗效甚佳而开始笃信中医，此后她就读于华北国医学院，成为该学院为数不多的女生之一，并拜汪逢春先生为师，毕业后又参加了汪逢春先生开办的北平医学讲习会，与赵绍琴、谢子衡等人成为北平医学讲习会的第一班学员。后来冯仰曾女士在《中医杂志》中专门介绍了汪逢春先生的几则医案，指出汪逢春先生有数十年的临床经验，更擅长时病（如图 4 中的风疹）及胃肠病。

此病案方笺体现了汪逢春先生治疗疾病的 3 个特点。

1. 清解消疹

汪逢春先生擅长治疗时病，图 4 中的风疹，一般认为是感受风疹时邪引起的急性出疹性疾病。对于出疹性疾病，汪逢春先生颇有论治心得。忆 20 世纪 20 年代，猩红热肆虐北京，中医称猩红热为烂喉丹痧，是温疫之一种。汪逢春先生善治时病，故对烂喉丹痧的治疗有着丰富的经验，虽然风疹与烂喉丹痧非属一病，但是在症状上都会因为热郁而出现斑疹作痒，故治疗上有互通之处，均应清气凉血散结、解毒消疹化斑，可以清解立法。图 4 中的方药化裁于汪逢春先生治疗猩红热的经验用方，药用连翘、忍冬藤、赤芍、紫草、地丁草等。其中连翘、忍冬藤、地丁草，有清热解毒、疏风散结之功，系治疗痧疹的基本药组；赤芍与紫草作为凉血要药，是治疗斑疹瘙痒的常见搭配。在图 4 中还有个细节之处，那就是在用赤芍时以"防风七分炒"，以区别于治疗烂喉丹痧时禁用风药的治则。赤芍伴少量防风能取凉血达表、祛风止痒之效，这样两种药物搭配炮制的写法是汪逢春先生处方的特色之一，也蕴含了"对药"的思想。

2. 运脾化湿

图 4 所载病证虽为风疹，但有面浮、脉滑之象，汪逢春先生并未忽略对中焦脾胃的调理，而是确立了运脾的论治思路。

汪逢春先生对痧疹的治疗往往从肺脾胃出发，时时注意兼顾调理脾胃，充分体现了其"诊治诸病，不离脾胃""治病必以脾胃为本"的学术思想。由于脾胃既是气血化生之源，又是人体气机升降之枢纽，且脾与肺为母子关系，故调理脾胃对痧疹的治疗极其关键。图4中所载面浮、脉有滑象，显示患者体内有湿热盘踞，且中焦困乏，故采用以下运脾之法：一则用焦白术、焦薏米，炒焦则更助燥湿健脾之力；二则用川萆薢、赤苓皮、白鲜皮、赤小豆，利湿以解脾胃之困乏，同时以方通草、建泻利湿，泻心火，止痒；三则选用通络药畅通全身气机，如本方所用之丝瓜络，常与桑枝合用，以开胃健脾、祛风除湿、活血通络，促进全身气血运行之通畅。丝瓜络与桑枝也是汪逢春先生的常用药对。综上，如《泊庐医案》序云："汪逢春先生诊疾论病，循规前哲，而应乎气候方土体质，诚所谓法古而不泥于古者也。每有奇变百出之病，他医束手者，夫子则临之自若，手挥目送，条理井然，处方治之，辄获神效。"

3. 药食同源

图4中还有一独特之处，即最后提及的"（自）鲜苹果一枚连皮去核切片"，也就是在煮汤药时自己加个鲜苹果，充分体现了汪逢春先生药食同源的思想。鲜苹果是汪逢春先生医案中常见之品，如《中医各家学说：临床案例版》（第一辑）所录汪逢春治疗关格一案中，就提及"二诊后加入鲜苹果一枚，连皮去核切片与陈廪米煎汤代水，更具益脾开胃之功，足见汪老用药之巧妙"。在《名老中医之路》一书中，谢子衡回忆汪逢春先生"邢左湿温案"经历15诊病向愈，最后以泻化余热、甘润和中法收全功，此方也用到"鲜苹果（连皮去核切片）1枚"。在图4中，汪逢春先生用鲜苹果，一则可以益脾开胃，以助运脾，二则可以养阴生津，助全当归、料豆衣养血息风止痒，同时调和药味，缓解患者烦躁之心情。综上可见，此药食同源之用法，甚是妥当。同时，这也反映了汪逢春先生善用鲜药的特色，如鲜佩兰、鲜荷梗、鲜竹叶、鲜梨、鲜苹果、鲜小萝卜、鲜紫葡萄都是他常用之品，盖鲜品芳香之气较浓，化浊之力较强，且精汁丰富之故。

（四）孔伯华治丁日昕吐血案

孔伯华（1885—1955），名繁棣，号不龟手庐主人，山东曲阜人。晚年撰有《时斋医话》《中风说》《痃疾说》等著作，生前均未能付梓，由后人整理为《孔伯华医集》出版。孔伯华先生用自制笺纸为患者丁日昕所拟方笺见图5，为患者准备的装处方的药方筒

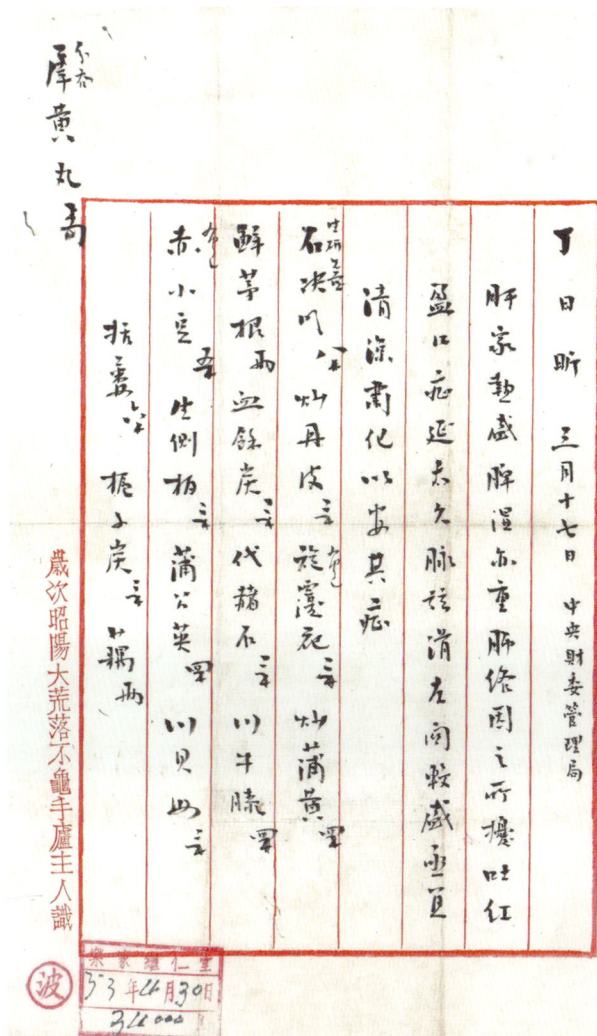

图5 孔伯华先生方笺遗墨

见图6。

方笺内容如下。

丁日昕，三月十七日，中央财委管理局。

肝家热盛，脾湿亦重，肺络因之所扰，吐红盈口，症延太久。脉弦滑，左关较盛，亟宜清凉肃化，以安其症。

石决明（生研先煎）八钱，炒丹皮三钱，旋覆花（布包）三钱，炒蒲黄四钱，鲜茅根一两，血余炭三钱，代赭石三钱，川牛膝四钱，赤小豆（布包）五钱，生侧柏三钱，蒲公英四钱，川贝母三钱，栝蒌六钱，栀子炭三钱，藕一两。

犀黄九（分吞）一钱半。

孔伯华系孔子第74代孙，家学源远流长，又精通书法，故其处方书法极具功力，且均为亲自书写。《孔伯华医集》云："先生还精于书法，每临诊亲笔疏方。病因脉治之医案书于前，简明精要而又具体；君臣佐使之药味列于后，配伍严谨且注明炮制及煎法。字体清秀俊逸，笔势潇洒。先生不唯工于小楷，对大字亦有功力，常作横额，每字逾尺，遒劲有力，深厚古朴，自成风格。所以先生还称得上是一位优秀的书法家。"图5所用笺纸系孔伯华先生自制，虽是八格行笺，但在笺纸左下印有"岁次昭阳大荒落不龟手庐主人识"字样，其中"岁次昭阳大荒落"系岁星纪年的提法，岁星纪年为后来的干支纪年奠定了基础，二者对照表见表2～表3。

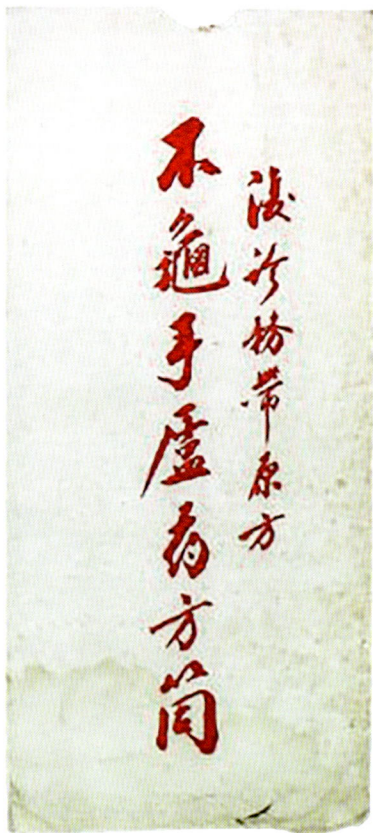

图6 孔伯华先生方笺药方筒

表2 天干与岁星纪年对照表

天干	甲	乙	丙	丁	戊	己	庚	辛	壬	癸
岁星纪年	阏逢	旃蒙	柔兆	强圉	著雍	屠维	上章	重光	玄黓	昭阳

表3 地支与岁星纪年对照表

地支	子	丑	寅	卯	辰	巳	午	未	申	酉	戌	亥
岁星纪年	困敦	赤奋若	摄提格	单阏	执徐	大荒落	敦牂	协洽	涒滩	作噩	阉茂	大渊献

由表2～表3可知"岁次昭阳大荒落"即为"癸巳年"，也就是1953年，这与图5中左下角"乐家继仁堂"的抓药戳印中所写年份相对应。"不龟手庐主人"即孔伯华先生的号。"不龟手"典出《庄子·内篇·逍遥游》，本义指冬天用药涂手，使不皲裂，孔伯华先生以此号之，颇有深意：一方面是自谦，称自己只是掌握了一些雕虫小技；另一方面则是借这个典故指出，医术虽然是"雕虫小技"，但运用得好也大有可为。图6中间书"不龟手庐药方筒"，并注明"复诊务带

原方"。孔伯华先生特意为患者准备此药方筒,方便患者复诊携带,可谓用心良苦。

此病案方笺体现了孔伯华先生治疗疾病的 3 个特点。

1. 湿热彰盛

孔伯华先生在图 5 中写到"肝家热盛,脾湿亦重",显示出他对于肝热与脾湿的重视。孔伯华先生曾云"湿家兼热致病者十有八九,此天地气运使然也",其子孔嗣伯也云:"先父在重视脾、胃、肝相互关系的基础上提出了'脾湿'和'肝热'是导致人体发生一切疾病的两大主要因素,所以他在临证中特别注意'湿'和'热'两种邪气的轻重及其争峙的情况。"此案系吐血之证,虽是因肺络受损,但究其原由,一是肝热导致木火刑金之势,且因足厥阴肝经"复从肝别贯膈,上注肺"(《灵枢·经脉》),故影响甚大,二是脾湿导致母病及子,且手太阴肺经起于中焦,肺脾关系甚密。有鉴于此,在肝热脾湿双重夹击之下,使得肺络受伤,出现"吐红盈口",且非短期所致,故云"症延太久"。孔伯华先生认为,当湿热蒸腾、肝家气逆吐血时,可用清化柔肝法。故在治疗图 5 中的病证时,孔伯华先生提出"亟宜清凉肃化,以安其症"的治法,选用了石决明、炒丹皮、旋覆花、代赭石等药物,同时孔伯华先生在书写处方时也非常注重炮制方法,如石决明要"生研先煎"。另外,值得一提的是,孔伯华先生在临证中特别喜好用石膏、石决明、代赭石、灵磁石等药,故后世又称他为"石膏孔"。

2. 鲜药护胃

在晚清至民国时期,北京医家用鲜药较为普遍,而且药铺也多有支持。中华人民共和国成立前后,北京药铺中经营鲜药是相当普遍的,只是一些中小店铺经营的鲜药品种少,在冬季或春季会出现断档,而一些知名的大店铺一年四季常备多种鲜药,设有自家药园。在这样良好的氛围下,京城四大名医也都喜用鲜药,如前文提到的萧龙友先生、汪逢春先生使用鲜药的经验都很丰富,而孔伯华先生对于鲜药的运用,也有独特之处。他善用鲜药顾护胃气,如图 5 中所用的鲜茅根,鲜药力未有损耗,且有着干药所不具备的作用,既可以清热凉血,又可以滋养阴液不伤胃。在图 5 中用到的另一种鲜药则是藕,藕可以清热凉血、健脾开胃。鲜茅根与藕搭配有利于清肝热且不助湿。此外,因为鲜药含有津液,所以在用量上需要重用,如图 5 中的鲜茅根与藕都用到一两之多。据统计,孔伯华先生常用的鲜药有 10 余种,包括鲜芦根、鲜白茅根、鲜石斛、鲜九节菖蒲根、鲜藿梗、鲜竹茹、鲜生地、鲜荷叶、鲜薄荷、鲜藕、鲜佩兰、鸭梨、梨皮、西瓜翠衣等,此类鲜药多为清热养阴、芳化辛散之品,是治疗热病的常用药。

3. 搭配成药

孔伯华先生处方的特点之一,就是常于汤药之中搭配中成药,以更好地发挥疗效,但与施今墨先生所创新的中成药不同,孔伯华先生处方所搭配的中成药都是历史悠久的传统中成药,如紫雪丹、犀黄丸、苏合香丸、局方至宝丹、安宫牛黄丸。在图 5 中就用到了"犀黄丸(分吞)一钱半"。孔伯华先生在治疗血证中特别好用犀黄丸,犀黄丸也叫西黄丸,出自《外科全生集》。方中牛黄可以清热解毒、化痰散结,配合乳香、没药、麝香,能发挥活血消肿、祛瘀止痛之作用,用在血证中既可以清热化痰不让血液妄行,又可以祛瘀散结不让血液瘀堵,充分体现了中医"止血不留瘀"的治疗原则。图 5 中的患者是因湿热彰盛所引起的吐血,用犀黄丸可以清热化痰,辅助汤药达到"清凉肃化,以安其症"的目的。纵观孔伯华先生的处方医案，其搭配的中成药数目并不只有 1 种，有时可以达 3 种之多。在疾病早期热势轻而兼痰湿时，多搭配局方至宝丹；湿盛则首选苏合香丸；湿热互结兼邪气炽盛时，多以苏合香丸配合"凉开三宝"使用。其实以中成药配合汤药的做法可以帮助汤药更好地发挥疗效，还可以借助中成药的独特药效来弥补汤药治疗上的不足。在煎服法上，既可以将丸药放入汤药一起煎煮服用，又可以在临用时以汤药送服丸药，或者如图 5 所示，单独分吞丸药，这些煎服法都可以根据具体情况灵活使用。

三、小结

虽然京城四大名医活跃的时间距今不足百年，但当时的历史资料散佚严重，其方笺能够在时间的流逝中得以保留已是万幸。在当前京城四大名医资料的搜集中，方笺是很重要的史料之一，这些方笺不仅展现了京城四大名医的用药经验及行文书写习惯，还蕴含着许多相关人物信息及历史信息等线索，能帮助学者从真实的医疗案例中总结经验，亦可用作文献研究的参考资料。在此仅以京城四大名医的部分方笺为例，将其中涵盖的信息进行挖掘，以供读者阅读参考。此外，目前仍有大量的方笺尚未被充分挖掘整理，希望中医药文化研究者对方笺给予更多的重视与关注。

参考文献

[1] 陈存仁. 银元时代生活史 [M]. 上海：上海人民出版社，2000.

[2] 陈腾飞. 萧龙友：京城名医四朝人生侧记 [M]. 北京：中国中医药出版社，2020.

[3] 陈腾飞，王帅，安世栋，等. 浅析燕京名医萧龙友临证使用南沙参之配伍经验 [J]. 环球中医药，2017，10（6）：761-763.

[4] 陈腾飞，王晓鹏，刘清泉. 北京四大名医成长历程之共性研究 [J]. 中医杂志，2018，59（22）：1973-1976.

[5] 冯仰曾. 汪逢春医案 [J]. 中医杂志，1958（8）：549-550.

[6] 郝近大. 北京老药铺中的鲜药 [J]. 基层中药杂志，1992（4）：42-43.

[7] 姜秀新. 孔伯华辨治热病经验研究 [D]. 北京：中国中医科学院，2020.

[8] 北京中医学会《孔伯华医集》整理小组. 孔伯华医集 [M]. 北京：北京出版社，1988.

[9] 孔嗣伯. 孔伯华先生学术经验简介（续）[J]. 中医杂志，1962（8）：36-40.

[10] 梁峻. 中国中医考试史论 [M]. 北京：中医古籍出版社，2004.

[11] 吕景山. 施今墨对药 [M]. 北京：人民军医出版社，2010.

[12] 林乾良. 中国古今名医处方真迹集珍 [M]. 杭州：西泠印社出版社，2009.

[13] 李岩. 北京四大名医研究 [D]. 北京：北京中医药大学，2004.

[14] 龙致贤. 北京中医药大学中医学家专集 [M]. 北京：人民卫生出版社，1996.

［15］盛亦如，吴云波. 中医教育思想史［M］. 北京：中国中医药出版社，2005.

［16］孙景环. 中医之妙：中医药科普小品文［M］. 重庆：重庆大学出版社，2015.

［17］肖承惊. 缅怀一代儒医萧龙友［N］. 中国中医药报，2019-3-15（8）.

［18］谢红生. 中华人民共和国政区大典：贵阳市卷［M］. 贵阳：贵州人民出版社，2014.

［19］吴晓明. 中国药学教育史［M］. 北京：中国医药科技出版社，2016.

［20］王明旭，李孟斌，李仲亮. 医药文化研究［M］. 西安：陕西科学技术出版社，2001.

［21］王卓. 孔伯华五种常用中成药的运用经验研究［D］. 北京：中国中医科学院，2020.

［22］吴中云. 汪逢春生平年代考［J］. 中华医史杂志，1999（4）：233-234。

［23］徐江雁. 衷中参西，理真术效——记"北京四大名医"之一施今墨［J］. 北京中医，2006，25（6）：331-335.

［24］严季澜，张如青. 中医文献学［M］. 2 版. 北京：中国中医药出版社，2011.

［25］杨云松. 中医各家学说：临床案例版：第一辑［M］. 武汉：湖北科学技术出版社，2020.

［26］周凤梧，张奇文，丛林. 名老中医之路［M］. 济南：山东科学技术出版社，2005.

［27］张存悌. 施今墨先生方签墨迹赏析［J］. 中医药文化，2009，4（6）：38-40.

［28］中国科学家辞典编委会. 中国科学家传略辞典：现代第一辑［M］. ［出版地不详］：［出版者不详］，1980.

［29］中国科学家辞典编委会. 中国科学家传略辞典：现代第二辑［M］. ［出版地不详］：［出版者不详］，1981.

［30］赵绍琴，胡定邦，刘景源. 温病纵横［M］. 北京：人民卫生出版社，1982.

［31］张绍重. 萧龙友先生的学术思想及其临床经验（二）［J］. 新中医，1981（2）：12-15.

［32］张永和，张婧. 大国医施今墨［M］. 北京：华文出版社，2021.

［33］赵艳，孙晓光，彭建中. 民国名医汪逢春治痧疹验案四则［J］. 中医文献杂志，2011，29（4）：36-39.

［34］朱鸿铭. 孔伯华的治医态度与学术成就［J］. 山东中医学院学报，1984，8（3）：40-45.

［35］朱文哲. 国家命运与医学变革［M］. 广州：中山大学出版社，2019.

［原稿载于《中医药文化研究》2024 年第一期（创刊号）］